医药科普丛书

# 一本书读懂
# 常见病简便疗法

主编　张建福　张董喆

中原农民出版社
·郑州·

**图书在版编目(CIP)数据**

一本书读懂常见病简便疗法/张建福,张董喆主编. —郑州:中原农民出版社,2016.6(2018.6 重印)
(医药科普丛书/温长路主编)
ISBN 978 - 7 - 5542 - 0840 - 3

Ⅰ.①一… Ⅱ.①张… ②张… Ⅲ.①常见病-中医疗法-问题解答 Ⅳ.①R242 - 44

中国版本图书馆 CIP 数据核字(2014)第 199176 号

一本书读懂常见病简便疗法

YIBENSHU DUDONG CHANGJIANBING JIANBIAN LIAOFA

**出版:**中原农民出版社

**地址:**河南省郑州市经五路 66 号    **邮编:**450002

**网址:**http://www.zynm.com    **电话:**0371 - 65751257

**发行:**全国新华书店

**承印:**新乡市豫北印务有限公司

**投稿邮箱:**zynmpress@sina.com

**医卫博客:**http://blog.sina.com.cn/zynmcbs

**策划编辑电话:**0371 - 65788653    **邮购热线:**0371 - 65724566

**开本:**710mm×1010mm   1/16

**印张:**11.5

**字数:**174 千字

**版次:**2016 年 6 月第 1 版    **印次:**2018 年 6 月第 3 次印刷

**书号:**ISBN 978 - 7 - 5542 - 0840 - 3    **定价:**29.00 元

本书如有印装质量问题,由承印厂负责调换

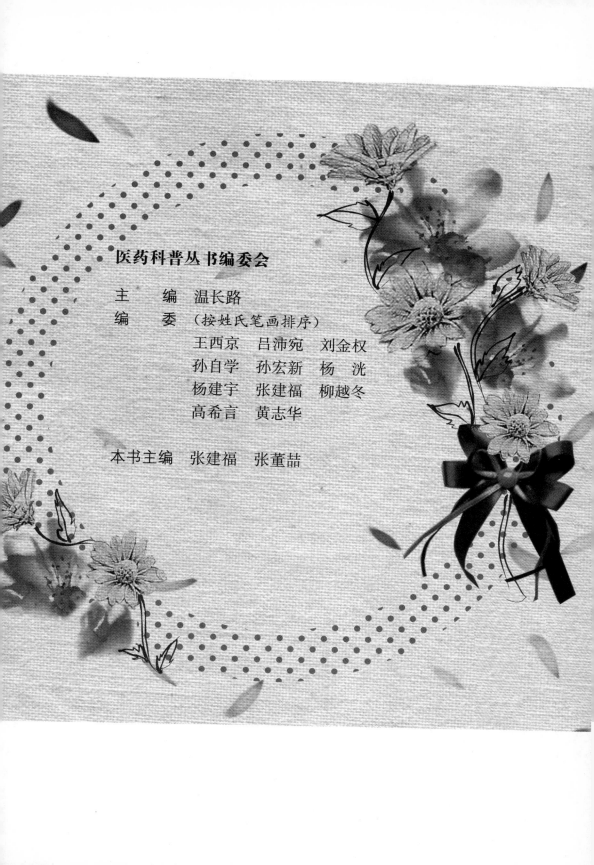

内容提要

　　本书用通俗的语言，就患者最关心的问题进行答疑解惑。书中简要介绍了一些常见病症的病因和诊断，为读者提供了一些简便易行，无须专门仪器，无须到医院在家便可进行的辅助治疗方法，如中成药、单偏验方、推拿按摩、拔罐刮痧、贴敷熨灸、洗浴熏蒸等治疗方法在民间广泛应用，危险性小，实用而有效。本书特别适合一般读者阅读，也可供基层医生和在校学生参考。

一套丛书,两年间出版了 24 种,不仅被摆放在许多书店的显眼位置,有不错的卖点,而且还频频在各类书展中亮相,获得读者的好评。2014 年 2 月,其中的 19 种已通过手机上线阅读,把它带进了更广阔的空间……这些信息既让我高兴,也使我惊讶:一个地方性的出版社能有如此之光彩,可见其决策者运筹之精、编辑人员付出之多、市场运作人员对机缘的把握之准了。在平面出版物不断受到冲击的今天,这是不是应当引起关注和研究的一个现象呢!百姓的需求是最大的砝码,读者的喜爱是最好的褒奖,中原农民出版社不失时机地组织专家又编写出一批后续书目,并将于 2014 年 7 月起陆续推出。作为这套丛书的主编,我抑制不住内心的冲动,提笔写下这段话,以为这套丛书的高效繁衍鼓劲、助力!

继续推出《医药科普丛书》的意义,起码有三点是可以肯定的:

一是,为国民健康素养的提高提供食材。2012 年,我国居民的基本健康素养水平只有 8.8%,处于比较低的层次,与中国的大国地位和整体国力很不适应。2014 年 4 月,国家卫生和计划生育委员会在《全民健康素养促进行动规划(2014—2020)》中提出了 5 年后要将这个水平提高到 20%的目标,这既是一项利国利民的大事,也是一项涉及诸多方面的艰巨任务。作为医学科学工作者,最方便参与、最有可能做到的就是利用自己的知识、智慧和创造性劳动,在向受众提供诊疗服务的同时,进一步加大对医学知识普及的广度、深度、力度和强度,通过讲健康知识、写科普作品,面传心授,身体力行,用群众喜闻乐见的形式向他们传播科学的生活理念和生活方式。《医药科普丛书》的承载中,就包含有这样崇高的使命。

二是,为医疗制度改革的顺利进行拓宽思路。我国正在进行的医疗制度改革,事关国计民生。疾病谱的快速变化、老龄化的日趋突出,困扰着未来世界的发展,也困扰着社会的安宁。美国的人均年医疗经费投入已高达 8 700 美元(占美国 GDP 的 17.7%,是全球总投入的 1/4),而国民健康水平(发病率和人均寿命)在世界卫生组织 191 个国家的排名中却一直徘徊在第 18～20 位。我国虽然在过去短短几十年时间就完成了西方国家一二百年才完成的转变,但同时也存在着发展中国家所面临的疾病和健康的双重负担。如不及早干预,未来国家 GDP 的 1/4 将用于医疗。要解决十几亿人口的健康问题,必须寻找一条符合我国国情的路子,用李克强总理的话说,就是用中国式的方法去解决世界难题。《医药科普丛书》的承载中,也包含着这样积极的因子。

三是,为健康服务业的发展增添动力。2013 年 10 月,国务院正式出台了《关于促进健康服务业发展的若干意见》(以下简称《意见》),要求充分调动社会力量的积极性和创造性,扩大供给,创新发展模式,促进基本和非基本健康服务协调发展,力争到 2020 年,基本建立覆盖全生命周期、内涵丰富、结构合理的健康服务业体系。《意见》中提出的今后一个时期发展健康服务业的八项任务,体现在治疗、预防、保健、康复的各个层面,如何实现对疾病干预的前移,树立超前的健康管理意识,是重中之重的工作。它对降低发病率、减少疾病痛苦、节约卫生资源、增加健康指数、增强国力都有不可估量的作用。围绕这一理念,在健康预测、健康评估、健康教育、健康维护、健康干预等领域大有作为。《医药科普丛书》的承载中,还包含了这样有益的探索。

《医药科普丛书》的作者,都是各个学科的专家,资质是完全可以放心的。已经出版的 24 种书,传播了健康的正能量,产生了较大的影响,这是应当肯定的主旋律。仔细阅读就会发现,有的书文笔老到,深入浅出,趣味引人,出自长期从事科普的高手;有的书,墨花四溅,激情横溢,单刀直入,出自牛刀初试的新秀。越来越多的医学工作者爱科普、做科普,成为学术与科普并举的双重能手,是一种值得称道的好现象。学术与科普,既是可以互相渗透、互相促进,命运密不可分的同宗学问,又是具有不同个性特点的两个领域,如何在二者之间找到恰当的切合点、交融处,是文化和科学传播中需要认真探索和努力解决的问题。建议丛书的后续作品,进一步处理好政治与学术、文化与科学、中医与西医、创新与普及、养生与养病、偏方与正方、食养与食疗、高雅与通俗、书本与实用、引用与发挥等关系,立足基层、立足老百姓的实际需求,以指导大众健康生活方式的建立、养生理念的形成和常见病、多发病的防治方法为主,兼顾不同人群的不同需求,采取多样性的形式,有针对性地为民众提供科学、有用、有理、有趣的知识和技能,成为他们追求健康、幸福人生的好帮手、好朋友。

　　以上这段话，是感慨之中一气呵成的，充以为序，以与作者、编者、读者共勉吧！

温长路

2014 年 6 月 6 日　北京

# 序

人类疾病谱虽然不断发生着变化，但常见病依然是影响健康长寿的最主要因素。以最多见的慢性病为例，心脑血管疾患、恶性肿瘤、呼吸系统疾病、糖尿病每年的死亡人数分别为 1 700 万、760 万、420 万、130 万，占世界死亡人数的 85% 左右，其中有 30% 的死亡者年龄还不足 60 岁。我国的情况也不乐观，政府虽然逐年在增加医疗投资，但要解决好十几亿人口的健康问题，还必须循序渐进，抓住主要矛盾，首先解决好常见病的防治问题。如何提高人们对健康的认知、对疾病的防范意识，是关系国计民生的紧迫话题，也自然是医药卫生工作者的首要任务。

2009 年 10 月，在长春市召开的庆祝新中国成立 60 周年优秀中医药科普图书著作奖颁奖大会上，中原农民出版社的刘培英编辑提出了要编纂一套《医药科普丛书》的设想，并拟请我来担任这套丛书的主编，当时我就表示支持。她的设想，很快得到了中原农民出版社领导的全力支持，该选题被列为 2011 年河南省新闻出版局的重点选题。2010 年，他们在广泛调查研究的基础上，筛选病种、确定体例、联系作者，试验性启动少量作品。2011 年，在取得经验的前提下，进一步完善编写计划，全面开始了这项工作。在编者、作者和有关各方的通力合作下，《一本书读懂高血压》《一本书读懂糖尿病》《一本书读懂肝病》《一本书读懂胃病》《一本书读懂心脏病》《一本书读懂肾脏病》《一本书读懂皮肤病》《一本书读懂男人健康》《一本书读懂女人健康》《一本书读懂孩子健康》《一本书读懂颈肩腰腿痛》和《生儿育女我做主》12 本书稿终于脱颖而出，在龙年送到了读者面前。今年，《一本书读懂失眠》《一本书读懂过敏性疾病》《一本书读懂如何让孩子长高》《一本书读懂口腔疾病》又和大家见面了，这的确是一套适合普通百姓看的科普佳作。

在疾病的防治方法上，如何处理好中西医学的关系问题，既是个比较敏感的话题，又是个不容回避的问题。我们的态度是，要面对适应健康基本目的和读者实际需求的大前提，在尊重中西医学科各自理念的基础上，实现二者的结合性表述：认知理念上，或是中医的或是西医的；检查手段上,多是西医的;防治方法上,因缓急而分别选用中医的或西医的。作为这套书的基本表述原则,想来不必羞羞答答,还是说明白了好。毋庸遮掩,这种表述肯定会存在这样或那样的不融洽、不确切、不圆满等不尽如人意处,还需要长期的探索和艰苦的磨合。

东方科学与西方科学、中医与西医,从不同的历史背景之中走来,这是历史的自然发展。尽管中医与西医在疾病的认识上道殊法异,但殊途同归,从本质上看,中西医之间是可以互补的协作者。中西医之间要解决的不是谁主谁次、谁能淘汰谁的问题,而是如何互相理解、互相学习、互相取长补短、互相支持、互相配合的问题。这种"互相"关系,就是建立和诠释"中西医结合"基本含义的出发点与归宿点。人的健康和疾病的无限性与医学认识活动的有限性,决定了医学的多元性。如果说全球化的文化形态必然是不同文化传统的沟通与对话,那么,全球时代的医疗保健体系,必然也是不同医疗文化体系的对话与互补。当代中国医疗保健体系的建立,必然是中西医两大医学体系优势互补、通力合作的成果。中西医长期并存、共同发展,是国情决定、国策确立、国计需求、民生选择的基本方针。从实现中华民族复兴、提高国民健康素质和人类发展进步的共同目标出发,中西医都需要有更多的大度、包容、团结精神,扬长避短,海纳百川,携手完成时代赋予的共同使命。医学科普,是实现中西医学结合和多学科知识沟通的最佳窗口和试验田。不管这一认识能不能被广泛认可,大量的医学科普著作、养生保健讲座实际上都是这样心照不宣地进行着的,无论是中医的还是西医的。

世界卫生组织称,个人的健康和寿命60%取决于自己、15%取决于遗传、10%取决于社会因素、8%取决于医疗条件、7%取决于气候的影响,这就明确告诉我们,个人的健康和寿命,很大程度上取决于自己。"取决"的资本是什么? 是对健康的认知程度和对健康正负因素的主动把握,其中最主要的就是对疾病预防问题的科学认识。各种疾病不仅直接影响到人的健康和生活质量,而且严重影响到人的生存状况和寿命。我国人均寿命从新中国成立之始的35岁升高到2005年的73岁,重要原因之一就是疾病防治手段不断得到改善和提高。如果对疾病防控的技术能够再提高一些,这个数字还有上升的余地。摆在读者面前的这套《医药科普丛书》,就是基于这种初衷而完成的,希望读者能够喜欢它、呵护它、帮助它,让它能为大家的健康给力!

新书出版之际，写上这些或许不着边际的话，权以为序。

陆书鹏

2013 年春　于北京

# 目录

## 一般常见病症简便疗法

## 妇科常见病症简便疗法

# 一般常见病症简便疗法

## 感　冒

感冒是一种常见的急性呼吸道感染疾病,临床上又分为普通感冒与流行性感冒。

普通感冒,起病急,主要表现为鼻部症状,如喷嚏、鼻塞、流清水样涕,也可表现为咳嗽、咽干、咽痒。2～3 天后鼻涕变稠,可伴咽痛、头痛、呼吸不畅、声嘶,体检可见鼻腔黏膜充血,水肿,有分泌物。普通感冒有自愈性,一般经 5～7 天痊愈,但并发症可致病程迁延。现代医学认为当人体受凉、淋雨、过度疲劳等使全身或呼吸道局部防御功能降低时,存在于呼吸道或从外界侵入的病毒、细菌可迅速繁殖,引起本病,以鼻咽部炎症为主要表现。

流行性感冒,由流行性感冒病毒引起。病毒存在于患者的呼吸道中,在患者咳嗽、打喷嚏时经飞沫传染给别人,具有传染性。起病急,高热、头痛、乏力、眼结膜炎和全身酸困等中毒症状明显,呼吸道症状较普通感冒轻微,并且发病有季节性,北方常在冬季,南方多在冬夏季节。

中医认为感冒是因外邪侵袭人体所引起的以头痛、鼻塞、流涕、喷嚏、恶风寒、发热、脉浮等为主要临床表现的病症。全年均可发病,以冬、春季节为多,病情轻者称"伤风",病情重且在一个时期内引起广泛流行的称为"时行感冒"。中医将感冒分为四类:风寒感冒,风热感冒,暑湿感冒,气虚感冒。

**1.中成药治疗**

(1)风寒感冒:表现为恶寒重,发热轻,无汗,口不渴,咳嗽,咯痰清稀,舌质淡,苔薄白。治以辛温解表药,如正柴胡饮颗粒、九味羌活冲剂、感冒清热颗粒等。

(2)风热感冒:表现为发热重,恶寒轻,头痛,口渴,鼻塞流黄稠鼻涕,咽喉红肿疼痛,舌边红,苔薄黄。治以辛凉泻热药,如银翘解毒颗粒、板蓝根颗粒、桑菊感冒冲剂等。

(3)暑湿感冒:常发于夏季,症见恶寒发热,腹部胀痛,呕吐腹泻。治以解表化湿药,如藿香正气水、藿香正气丸等。

(4)气虚感冒:多见于年老体弱者,主要表现为反复感冒,缠绵不愈,周身乏力,出汗怕风,舌苔薄白,脉细弱无力。治以益气固表,调和营卫药,如玉屏风丸、补中益气丸、人参败毒丸、参苏感冒片等。

**2.单偏验方**

● 生姜 10 克,葱白 15 克,萝卜 150 克,红糖 20 克。水煎服,服后微出汗,可明显减轻症状。解表散寒,温中化痰。主治感冒畏寒,咳嗽痰多。

● 紫苏叶 10 克,生姜 10 克,陈皮 12 克,红糖 20 克。水煎服。解表散风,燥湿化痰。主治感冒发热,咳嗽痰多。

● 荆芥 10 克,紫苏叶 10 克,生姜 15 克,红糖 20 克。水煎服。解表散风,理气宽胸。主治风寒感冒,头痛咽痛。

● 金银花 15 克,竹叶 9 克,桑叶 6 克,甘蔗 100 克,白糖 20 克,萝卜 120 克。水煎服。清热解毒,消炎止痛。主治感冒发热,咽喉疼痛。

● 食醋适量,用冷开水配成 5%~10%溶液,每侧鼻孔滴入 2~3 滴,每日 4~6 次。有较好的疗效,尤其是感冒初期,疗效更佳。

● 羌活、大黄、柴胡、细辛、吴茱萸等量研末,装入布袋,佩戴于胸前。用于预防感冒或感冒时鼻塞不通。

**3.推拿按摩**

感冒流行时或自觉有感冒症状时,按摩特定穴位,可激发人体的免疫功能,预防感冒或减轻感冒的症状。具体做法:①按风池穴,用力揉数十次。②按大椎穴,揉 100~200 次。③提拿肩井穴,10 次即可。④慢慢点揉足三里穴数十次。

**4. 贴敷熨灸**

（1）贴敷神阙穴：风寒型用羌活 10 克，苍术、白矾各 6 克；风热型用金银花 4 克，连翘 4 克，桔梗 3 克，荆芥 2 克，薄荷 3 克，牛蒡子 3 克，淡豆豉 2 克，甘草 2 克，竹叶 2 克。研末，取适量，用纱布包裹，贴敷于神阙穴，包扎固定，每次贴敷 4～6 小时，每日 2 次，3 日为 1 个疗程。

（2）温热敷：风寒型用荆芥 10 克，防风 10 克，威灵仙 10 克，木瓜 10 克，生姜 10 克，桂枝 10 克，葱白 1 根；风热型用桑叶 10 克，菊花 10 克，薄荷 10 克，连翘 20 克，芦根 20 克，桔梗 10 克，生姜 10 克。打碎分两份，装入布袋，水煎 20 分钟，先取一袋敷于颈肩、额头及后背等处，稍冷后更换药袋。每次 30～45 分钟，每日 2 次。重型糖尿病及对药物过敏者慎用。

（3）艾灸：用艾条温和灸大椎、风池、合谷、肺俞，每个穴位灸 15 分钟，每日 2 次，3 日为 1 个疗程。也可在穴位上放置姜片隔姜灸以助疏散风寒。

根据感冒类型辨证取穴，可增强灸治效果。风寒感冒加列缺、风门，风热感冒加曲池、鱼际、外关。

**5. 洗浴熏蒸**

（1）蒸汽浴：风寒感冒取荆芥、防风、川芎、羌活、独活、柴胡、薄荷、桔梗、枳壳、茯苓、甘草、生姜适量；风热感冒或属时行感冒，可用金银花、连翘、荆芥、薄荷、牛蒡子、淡豆豉、桔梗、桑叶、菊花、前胡、杏仁、板蓝根、甘草。蒸浴 30～50 分钟，每日 2 次，3 日为 1 个疗程。气血不足，年高体弱者禁用，孕妇及小儿慎用。

（2）擦浴：风寒感冒可用麻黄 10 克，薄荷 10 克，荆芥 10 克，防风 10 克，生姜 10 克；风热型用桑叶 10 克，菊花 10 克，薄荷 10 克，荆芥 10 克，芦根 30 克；暑湿型用香薷 10 克，羌活 10 克，紫苏叶 10 克，厚朴 10 克，淡豆豉 10 克，藿香 10 克。水煎汁，擦全身，每次半小时左右，每日 2 次，3 日为 1 个疗程。浴后多饮水，盖被以助发汗祛邪之力。

（3）醋熏：100 克食醋放在火炉上熏蒸，能有效地防治感冒发生。感冒流行期间，每日最好熏蒸食醋 1～2 次。

**6. 预防调护**

注意休息，适寒温；注意锻炼，增强体质；多饮水，清淡饮食；居室通风,尽量少去人口密集的公共场所。

（张建福　李彦丰　刘玉明）

## 咳　嗽

咳嗽是人体一种保护性反射动作,通过咳嗽能有效地清除呼吸道内的分泌物和异物。咳嗽由延髓咳嗽中枢受刺激引起,刺激大部分来自呼吸系统,如呼吸道黏膜,也可来自非呼吸系统。从鼻咽部至小支气管整个呼吸道黏膜以及胸膜受刺激均可引起咳嗽,因此呼吸道疾病、胸膜疾病、心血管疾病、胃食管反流疾病等均可导致咳嗽。根据咳嗽时有无咳痰及痰量多少伴随症状,咳嗽可分为干性咳嗽和湿性咳嗽。干性咳嗽咳嗽时无痰或痰量很少,常见于急性喉炎、急性支气管炎初期、胸膜疾病、支气管异物等;湿性咳嗽常见于慢性支气管炎、支气管扩张、肺炎、肺脓肿等疾病。现代医学认为,咳嗽多是在受寒或过度疲劳的基础上,受病毒或细菌感染而致。其次为物理、化学性刺激或寄生虫移行于肺,以及年老防御功能退化,自主神经功能失调所致。咳嗽是呼吸系统疾病常出现的症状,常见于上呼吸道感染、急慢性支气管炎、支气管扩张、肺炎、肺结核等。

中医认为咳嗽多因外感六淫,脏腑内伤,影响于肺所致有声有痰之证。咳嗽是肺系疾病的主要症状。"咳"指肺气上逆,有声无痰;"嗽"指咯吐痰液,有痰无声,多声痰并见,故并称咳嗽。"咳谓无痰而有声,肺气伤而不清也;嗽是无声而有痰,脾湿动而为痰也。咳嗽谓有痰而有声,盖因伤于肺气动于脾湿,咳而为嗽也。"因外邪犯肺,或脏腑内伤,累及于肺所致。根据发病病因,咳嗽概分为外感咳嗽和内伤咳嗽两大类。外感咳嗽是由外邪侵袭引起,发病较急,内伤咳嗽则为脏腑功能失调所致,发病缓慢。

**1. 单偏验方**

●萝卜汁1匙,梨汁1匙,姜汁1匙,加蜂蜜半杯,调服,每日1次。

●乌梅8个,大枣2个,杏仁7个,共捣烂后用黄酒20毫升,加水适量煎服,每日2次。

●白蜜(微炼)100 克,川贝(研末)50 克,调匀,分 10 次服,每日 3 次。

●鱼腥草 30 克,桔梗 30 克,杏仁 10 克,水煎服。

●桔梗 6 克,百部 6 克,甘草 6 克,水煎服。

●桑白皮 12 克,杏仁 12 克,甘草 6 克,水煎服。

●川贝母 6 克,梨 1 个,冰糖 15 克,炖服,每日 1 次。

●旋覆花 12 克,杏仁 10 克,五味子 10 克,水煎服。

●地龙滴鼻液(地龙提取液:葱白提取液＝1:1)滴鼻,1～3 滴为 1 次,1 日数十次,连续十余日。

● 50％的乙醇,每天交替滴入双耳内,每次 1 滴,每日 5～6 次。药物必须与鼓膜接触,并保留数分钟。10 日为 1 个疗程。用于咳嗽低热。

●雾化吸入祛痰灵口服液或蛇胆川贝液,每次 1 支,每日 3 次。用于风热、痰热咳嗽。

●向日葵花瓣研末,卷成香烟状,点燃吸烟。每次 1 支,每日 1～2 次。主治痰湿咳嗽。风热感冒及咯痰带血者慎用,治疗期间禁食酸辣等刺激性食物。当吸入药烟过猛而致呛咳者,不必中止治疗,歇息后可继续。

**2. 贴敷熨灸**

●选肺俞、定喘、风门、膻中、丰隆等穴。用白附子(16％)、洋金花(48％)、花椒(33％)、樟脑(3％)制成粉剂,置少许于穴位上,用胶布贴敷,3～4 天更换 1 次,最好三伏天应用;或者用白芥子、甘遂、细辛、丁香、苍术、川芎等量研成细粉,加入基质调成糊状,制成直径 1 厘米的圆饼,贴在穴位上,胶布固定,每 3 日更换 1 次,5 次为 1 个疗程。

●寒咳选用白芥子 5 克,半夏 3 克,麻黄 5 克,肉桂 5 克,细辛 3 克,丁香 0.5 克,研末调糊;热咳选用鱼腥草 15 克,青黛 10 克,蛤壳 10 克,研末,与葱白 3 根、冰片 0.3 克捣烂调糊;久咳用罂粟壳 30 克,五味子 30 克,蜂蜜调糊。纳脐内,胶布固定,每日 1 次,3 日为 1 个疗程。

**3. 预防调护**

注意天气变化,防寒保暖。饮食不宜甘肥、辛辣及过咸,嗜酒及吸烟等不良习惯尤当戒除,避免刺激性气体伤肺。适当参加体育锻炼,以增强体质,提高抗病能力。及时治疗,以免变为慢性咳嗽或诱发其他疾病。

(张建福　刘玉明　李彦丰)

## 哮　喘

哮喘常见症状是发作性的喘息、气急、胸闷或咳嗽等症状,少数患者还可能以胸痛为主要表现。这些症状经常在患者接触烟雾、香水、油漆、灰尘、宠物、花粉等刺激性物品或变应原之后发作,夜间和(或)清晨症状也容易发生或加剧。很多患者在哮喘发作时自己可闻及喘鸣音,症状可自行缓解或经治疗缓解。根据临床表现哮喘可分为急性发作期,慢性持续期和临床缓解期。

中医把哮喘分为哮证和喘证。喉中有声音者,谓之哮;呼吸急促者,谓之喘。哮是一种突然发作以呼吸喘促、喉间哮鸣有声为临床特征的疾病。喘即气喘、喘息,以气息迫促为其主要临床表现。本病的主要病因是痰饮内伏,平时可不发病,遇某种因素致使痰饮搏击于气管而发病。致病因素比较复杂,凡外感风寒暑热,未能及时表散,邪阻于肺,气不布津,聚液成痰。饮食酸咸肥甘、生冷腥腻而致脾失健运,内酿痰湿,上干于肺,壅阻肺气。素禀体弱,或病后体虚,如幼年麻疹,百日咳及反复感冒,咳嗽日久,阳虚阴盛,气不化津,痰饮内生。或阴虚阳盛,热蒸液聚,痰热胶固。导致本病的主要病理因素为痰,所谓"哮喘专主于痰",外感、饮食、病后失调、情志内伤、疲劳等均是诱发因素。

1.单偏验方

●热参气雾剂,或艾叶油气雾剂,或金龙胆草气雾剂,在哮喘发作时立即喷至咽腔。若30分钟仍不能缓解,可重复应用至喘平为止。适用于哮喘急性发作和持续状态。适用于哮喘发作之急需,有一定刺激性,常见口干、恶心等不良反应,应中病即止。

●冷哮用射干12克,炙麻黄8克,法半夏10克,紫苑10克,细辛6克,款冬花10克,杏仁10克,五味子10克,紫苏子10克,橘红10克,生姜5片,炙甘草6克;热哮用炙麻黄8克,杏仁10克,生石膏30

克,紫苏子10克,白果10克,法半夏10克,黄芩12克,芦苇茎30克,桑皮10克,冬瓜仁30克,鱼腥草30克,浙贝母10克,瓜蒌30克,海浮石30克。将药放入有嘴壶中,加水煮沸,患者从壶嘴吸入蒸汽,每次15～20分钟,每日2～4次。每日1剂,10日为1个疗程。发作期多用,对不愿服药或服药易吐者亦宜。吸前可先在患者口鼻周围涂以凡士林,以防熏烫伤。

●生白芥子或王不留行籽。取耳部支气管、肺、肾上腺、前列腺、内分泌等穴,将药籽置于胶布内贴敷,每天按压3～5次,每穴2分钟。

●生姜3 000克砸碎取汁,用白棉布做一件贴身上衣,在姜汁中充分浸湿浸透后晾干,无论昼夜一直穿在身上,连穿1年。治疗顽固性哮喘。

●细辛10克,猪牙皂10克,王不留行10克,艾叶适量。共研细末,分为3份,每日1份,分2次放入竹筒中燃烟吸入。适用于各型哮喘,烟熏刺激诱发的哮喘禁用,重度或哮喘持续状态慎用。

●冷哮用白果、麻黄、花椒等份共研细末,过筛储瓶,用时取脱脂药棉包裹;热哮用巴豆霜、地龙注射液各适量和匀成膏,捏成柱状,纱布包裹。塞入一侧鼻孔,20分钟后换另一侧,每次每孔20分钟,每日2～3次。双侧鼻孔不可同时塞药,药包不可过小,以防吸入气管,加重病情。小儿慎用。

●百里香栓1粒(每粒含百里香油200毫克),在哮喘发作时置于肛门内2厘米处,半小时勿排便。

●鱼腥草50克,紫苏子30克,地龙30克,五味子20克,沉香10克(后下),鸡蛋2个。药物与鸡蛋同煎,食蛋后用汤浸泡双脚,每晚1次,10次为1个疗程。

2.**推拿按摩**

(1)发作期:取经外奇穴定喘,肺俞、心俞、膈俞,运用点法、按法、揉法、颤法反复施术10～15分钟,可达到止咳、平喘、化痰的目的。咳痰不畅加廉泉、天突,在点按时用勾点法,向下向里点按。点按云门、中府3～5分钟。胸膈满闷加璇玑、华盖、紫宫、玉堂、膻中。腹胀痞满加上脘、中脘、下脘、神阙、关元、气海。如出现大便不畅可以顺推升结肠、横结肠、降结肠、乙状结肠的反应区,以改善腹胀痞满的症状。手法为点、按、揉、颤,每穴 3～5 分钟,直至缓解发作期症状,每次施术一般 45～50 分钟。

(2)缓解期:选择经外奇穴定喘,肺俞、膈俞、脾俞、胃俞,点、按、揉相结合,力度中等。每穴给予 2～3 分钟的治疗,然后分推肾俞,以掌根揉法揉按肾俞 3～5 分钟。取双侧手太阴肺经,应用五指揉按法,顺经揉按云门、中府、天府、侠白、尺泽、太渊、列缺、鱼际,每穴不低于 1 分钟,先揉后点再按。揉鱼际穴的同时顺行将指至少商 7～8 次可达到透邪外出的作用。同时选任脉的廉泉、天突、膻中,给予点按揉 3～5 分钟,再用掌根震颤膻中 2～3 分钟,力度适中,选双侧下肢足阳明胃经足三里穴给予点按法 2～3 分钟结束。缓解期一般施术 40 分钟左右,主要起到提高免疫力、扩张气管、降低呼吸阻力、提高肺功能的作用。

**3. 贴敷熨灸**

●三伏贴(冬病夏治)。白芥子 21 克,延胡索 21 克,甘遂 12 克,细辛 12 克,共研细末,分成 3 份,每隔 10 天使用 1 份。用时取药末 1 份,加生姜汁调和,做成直径约 1.5 厘米大小的饼,分别贴在肺俞、心俞、膈俞、膻中,贴 2～4 小时揭去。若贴后皮肤发红,局部出现小疱疹,可提前揭去。贴药时间为每年夏季的初伏、中伏、末伏 3 次,连用 3 年。用于缓解期培本治疗。

●桑杏石芩膏。取桑白皮 10 克,杏仁 10 克,黄芩 10 克,生石膏 30 克,共研末过筛,用水调做成直径 3 厘米药饼,分别贴于华盖、膻中、膈俞、肺俞,每次贴 4～5 小时,每日 1 次,10 日为 1 个疗程。适用于热哮。

**4. 拔罐疗法**

肩端、胸、背、腰、臀、肋窝以及颈椎、足踝、腓肠肌等肌肉丰厚、血管较少的部位,皆可拔罐。另外还可根据病情、疼痛范围,拔 1～2 个火罐,或 4～6 个甚至 10 个玻璃火罐。慢性病或病情缓和的可隔日 1 次,病情急的可每日 1 次。

**5. 预防调护**

忌食刺激性食物及少食肥甘厚味。注意保暖,加强身体锻炼。

缓解期应参加力所能及的体育活动。

（张建福　刘玉明　廖宏伟）

## 呕　吐

　　呕吐是由于胃失和降，气逆于上，饮食和痰涎等胃内容物经由口而出的病症。呕吐常见于西医学中神经性呕吐、胃炎、幽门痉挛或梗阻、胆囊炎、胰腺炎、某些急性传染病等。

　　呕吐有实证和虚证之分。实证多由外邪犯胃，饮食停滞，痰浊中阻，肝气犯胃引起。虚证由脾胃虚寒，胃阴不足而致。

### 1. 单偏验方

●藿香 10 克，厚朴 12 克，紫苏叶 10 克，陈皮 12 克，大腹皮 12 克，白芷 8 克，茯苓 15 克，白术 12 克，半夏曲 10 克，桔梗 8 克，甘草 6 克，生姜 3 片，大枣 4 枚。如兼有宿食、胸闷腹胀者，去白术、大枣、甘草，加神曲、鸡内金；如表邪偏重，可加荆芥、防风。如夏令感受暑湿，呕吐兼心烦口渴者，加黄连、佩兰、荷叶。水煎服。适用于外邪犯胃呕吐。

●木香 12 克，槟榔 12 克，青皮 10 克，陈皮 10 克，莪术 12 克，黄连 8 克，黄柏 8 克，大黄 4 克，香附 12 克，牵牛 10 克。如积滞较重，腹胀便秘，加芒硝，大黄用 10 克。如胃中积热上冲，食已即吐，口臭而渴，加半夏、竹茹、山栀、枇杷叶。水煎服。适用于饮食停积型呕吐。

●半夏 10 克，茯苓 15 克，白术 12 克，桂枝 8 克，陈皮 12 克，生姜 5 片。如口苦胸闷、苔黄腻者，加竹茹、黄连、橘红。水煎服。适用于痰饮内阻型呕吐。

●紫苏叶 10 克，半夏 10 克，厚朴 12 克，茯苓 15 克，生姜 3 片，大枣 4 枚。如兼见口苦嘈杂，加黄连、吴茱萸、青皮、郁金、柴胡；便秘加大黄、枳实。水煎服。适用于肝气犯胃型呕吐。

●生姜 31 克，人参 9 克，半夏 10 克。水煎服。主治虚寒呕吐。

●干姜、人参共为细末，炼蜜为丸，如梧桐子大，常嚼服。主治虚寒呕吐。

● 干姜 6 克,炙甘草 3 克。水煎服。主治虚寒呕吐。

● 干姜 30 克,附子 15 克,炙甘草 9 克。水煎服。主治虚寒呕吐。

● 姜汁 1 份,蜂蜜 2 份。姜汁煎沸,入蜂蜜炼熟。主治呕吐。

● 姜汁适量,砂仁 3 克,半夏 6 克。后二药浸姜汁内,炒干,水煎服。主治呕吐。

● 生姜 31 克,半夏 6 克,灶心土适量。水煎服。主治呕吐。

● 姜汁滴入米汤服。主治呕吐。

● 酒 50 毫升,丁香 2 粒。蒸 10 分钟,趁热服。主治感寒呕吐。

● 葡萄酒 20 毫升,姜汁适量。调匀服。主治呕吐。

● 生姜 9 克,肉豆蔻 6 克,粳米适量。前二药捣烂,与米同煮粥,早晚服。主治呕吐。

● 生姜 31 克,丁香粉 5 克,冰糖 50 克。煮至黏稠,盆内涂食油,倒入,凉后切 50 块。随意服。主治呕吐。

● 姜 100 克,附子 30 克。捣烂,同煎至水尽,晾干研为细末,每服 3～6 克,米汤送服。

**2. 推拿按摩**

推揉脾经 100～300 次(约 3 分钟),健脾和胃。推板门 100～300 次(约 3 分钟),降逆止吐。按揉外劳宫 100～300 次(约 3 分钟),温阳散寒止吐。直推天柱 100～500 次(约 5 分钟),降逆止呕。摩腹 100～300 次(约 3 分钟),消食和胃,降逆止呕。

**3. 贴敷熨灸**

● 酒炒白芍 9 克,胡椒 1.5 克,共为末,与葱白 60 克。共捣成膏,贴心窝(剑突下),每日 1 次。主治感受寒湿所致的呕吐。

● 乘车乘船前用伤湿膏贴脐部,可防治晕动所致的呕吐。

● 胡椒 10 克,绿茶 3 克,酒曲 2 个,葱白 20 克。共捣成糊,分别摊于 4 块直径 3 厘米的圆形塑料布或油纸上,敷贴于中脘、膻中、期门(双)处,用胶布固定。每次敷贴 6～12 小时,每日 1 次。主治肝气犯胃所致的呕吐。本品对皮肤有刺激性,敷贴后个别患者局部可出现丘疹、瘙痒,重复敷贴时可有轻微灼痛,停止贴敷可消失。

● 隔药灸。胡椒烘干,研细末,加面粉少许,用水调成泥状,制成薄饼,晾干备用。取中脘、天枢、神阙、期门、足三里、内关为主穴,按艾炷隔药灸法操作。艾炷如枣核或蚕豆大,每次选用 2～4 个穴位。每穴每次施灸 5～7 壮,每日或隔日灸 1 次,5 次为 1 个疗程。主治胃寒呕吐。

●灯火灸。用 75％乙醇药棉在前胸及剑突下揉擦须臾,揉擦部位即可出现皮肤异点数颗。操作时左手持有方孔之古币 1 枚,按于皮肤异点上,右手持粗灯心草 1 根,按灯火灸法操作,由上至下逐点爆灸。每点每次 1 焦,手法要敏捷,防止严重灼伤。主治胃寒呕吐。

**4. 洗浴熏蒸**

●生姜 3 片,乌梅(去核)3 个,用开水浸泡,待泡软后,取药液频频擦舌。每日 5～6 次(药液为生姜、乌梅浸泡液,不宜过多)。主治妊娠呕吐。

●胡椒 20 克,绿豆 1 把,黄连 120 克,干姜 120 克。加水煎煮 20 分钟,煎取药液 3 000 毫升,加入凉水调至 40℃左右,沐浴胸腹部,冷后加温再浴,并浸双足。每次 30～60 分钟,每日 1～2 次。主治暴饮暴食后引起的呕吐、泄泻。

**5. 药膳食疗**

(1)食积胃中型呕吐。饮食不节,乳食过量或恣食肥甘,生冷及难以消化的食物,以致乳食积滞胃中而引起呕吐。表现为吐出物多,不思饮食,口气臭秽,腹部作胀,大便秘结,或泻下酸臭,舌苔多厚腻。禁食生冷、冰镇及煎炸油腻、黏食等不易消化的食物。

●山楂 100 克,白糖 25 克。将山楂洗净去核切碎,浓煎成汁,加入白糖搅拌均匀。每次 50 毫升,每日 3 次,连服 3 日。

●莱菔子 50 克。炒熟研成细末。每次服 5 克,温开水冲服,每日 2 次,连服 5 日。

●青梅 20 个。洗净去核,慢火煎,去渣取汁。每次 20 毫升,每日数次,连服 3 日。

●萝卜 1 个。洗净切成碎块,捣烂榨汁,隔水炖熟。每次 15 毫升,每日数次。

●鸡内金 2 个,面粉 100 克,盐、芝麻适量。将鸡内金洗净,晒干后用小火焙干,研成细末,与面粉、芝麻、精盐一起和成面,擀成薄饼,置烤箱内烤熟。每次 2 张,每日 1 次,连服 3 日。

(2)胃气上逆型呕吐。表现为食入即吐,呕吐物酸臭,口渴喜饮,身热烦躁,唇干面赤,大便秘结,小便黄短,舌红苔黄等症状。应多食一些具有养阴生津的食物,如小米、麦粉及各种杂粮制品,大豆、豇豆等制品;牛奶、鸡蛋、瘦肉和鱼肉,营养丰富而不生内热;水果和蔬菜,特别是苹果、香蕉、葡萄、山楂、乌梅、西瓜等含维生素多的果蔬。忌食煎炸熏烤油腻食物、辛热食物,如辣椒、芥末、干姜、胡椒、羊肉、狗肉等。也可以选用以下食疗方法:

●西瓜1个,白糖50克。西瓜洗净去瓤,瓜皮切碎,加水1 000毫升,煎汤去渣,加白糖以汤代水,频饮。

●生姜50克,竹茹50克。生姜切成薄片,与竹茹同置锅中,加水1 000毫升,慢火煎,去渣取汁。每次30毫升,每日3次,连服3日。

●野菊花30克。急火煎汤,去渣取汁,加适量白糖,以汤代茶饮。每日数次,连服3日。

●瘦肉炒苦瓜,每日1次,佐餐食。

●黄瓜1根,胡萝卜1根,大白菜叶两片。全部切丝,凉拌,佐餐食。每日1次。

(3)寒凉所致型呕吐。脾胃虚寒,喜食寒凉生冷食物,或先天禀赋不足,或过服苦寒攻伐之剂,或感受风寒之邪,均可发为呕吐。表现为病程较长,食久方吐,或朝食暮吐,吐出物为清稀痰水或未消化食物,时作时止,面色㿠白,精神疲倦,四肢欠温。

●小米锅巴研成细末适量。每次服10克,红糖水送下,每日1次,连服7日。

●桂皮5克,山楂20克,红糖20克。先将山楂洗净去核,然后与桂皮、红糖一起慢火煎煮,去渣取汁。每次服15毫升,热饮为宜,每日3次,7日为1个疗程。

●粳米50克,砂仁1克,胡椒20粒,精盐少许。将砂仁、胡椒研磨后用布包扎,先煮粳米,沸后再放入砂仁与胡椒,待粥烂后去胡椒、砂仁。每日1次,晨起空腹食,连服20日。

●白扁豆20克,芡实20克,莲肉20克,山药20克。一同研成细末,加入白糖,做成饼,常服用。

(4)肝气犯胃型呕吐。

●干合欢花 20 克,或鲜合欢花 40 克,粳米 50 克,红糖适量。水煎煮成粥,分次内服。

(5)惊恐型呕吐。

●生龙骨 30 克捣碎,用水煎煮 1 小时,澄清去渣取汁,加糯米100 克、红糖适量,煮成稠粥,早晚服用。

●酸枣仁 15 克(用纱布袋包扎),粳米 50 克,煮成稠粥,取出纱布袋,加红糖适量,每日温服。

**6. 预防调护**

注意饮食卫生,饥饱有度,勿过饥过饱。调畅情志,保持乐观健康心态。避风寒,夏日勿袒胸露腹吹风睡眠。

> ## 呃 逆

呃逆,俗称打嗝,是指气从胃中上逆,喉间频频作声,声音急而短促。是一个生理上常见的现象,由横膈痉挛收缩引起的,健康人也可发生一过性呃逆,多与饮食有关,特别是饮食过快、过饱,摄入很热或冷的食物、饮料及酒等,外界温度变化和过度吸烟亦可引起。呃逆频繁或持续 24 小时以上,称为难治性呃逆,多发生于某些疾病。

呃逆是因为膈肌不由自主地收缩(痉挛),空气被迅速吸进肺内,两条声带之中的裂隙骤然收窄,因而引起奇怪的声响。其病因按病变部位分为:①中枢性。呃逆反射弧抑制功能丧失,器质性病变部位以延脑最重要,包括脑肿瘤、脑血管意外,脑炎、脑膜炎;代谢性病变有尿毒症,乙醇中毒,其他如多发性硬化症等。②外周性。呃逆反射弧向心路径受刺激。膈神经的刺激包括纵隔肿瘤、食管炎、食管癌、胸主动脉瘤等。膈肌周围病变如肺炎、胸膜炎、心包炎、心肌梗死、膈下脓肿、食管裂孔疝等,迷走神经刺激有胃扩张、胃炎、胃癌、胰腺炎等。③药物、全身麻痹、手术后、精神因素等,内耳及前列腺病变亦可引起呃逆。

**1. 单偏验方**

●进食时发生呃逆可以暂停进食,做几次深呼吸,往往在短时内能止住。

●弯腰至 90°时,大口喝下几口温水。因胃部离膈肌较近,可从内部温暖膈肌。在弯腰时,内脏还会对膈肌起到按摩作用,缓解膈肌痉挛,瞬间达到止嗝的目的。

●直接屏住呼吸 30～45 秒,或取一根干净的筷子放入口中,轻轻刺激上腭后 1/3 处,打嗝症状会立即停止。但心肺功能不好的人慎用此法。

●趁不注意猛拍一下打嗝者的后背,也能止嗝。因为惊吓作为一种强烈的情绪刺激,可抑止膈肌痉挛。但高血压、心脏病患者应慎用。

●用一个小塑料袋,罩住自己的口鼻,进行 3～5 次的深呼吸。重复吸入呼出的二氧化碳,增加血液中二氧化碳的浓度,抑制打嗝。

●打嗝不止时,用一块干净纱布垫在舌头上,用手指捏住舌头向外伸拉。此时,会感到腹部有气体上升,打嗝自然消除。

●打嗝时,可以用鼻子闻一下胡椒粉,打个喷嚏止嗝。

●捏住鼻子,用口深吸气 3 次。

●新生儿打嗝。如果是奶嗝,让婴儿趴在自己肩膀上,在婴儿背部从下往上轻拍,直至拍出奶嗝。如果是气嗝,在婴儿脚底整体沿顺时针方向揉;再在脚背的横膈区,单方向推开。

●雄黄 6 克研末,与高粱酒 12 克调匀,放在水杯内。取一大碗(砂锅亦可)盛水,腕下加温,把盛药水杯放入大碗内,隔水炖煮,闻之会有一股热力由鼻孔钻入,直冲顶门,经后脑直下项背,由背至尾闾。5 分钟可止呃。主治大病之后元气虚亏呃逆不止。

●麻黄 30 克,用火柴点燃,用鼻深吸,呃逆随呛咳而愈。主治寒呃不止。

●丁香 10 克,柿蒂 5 枚,加水浸泡 15 分钟,然后用文火煎取药液 30～50 毫升,将药液用两层纱布过滤,澄清。点眼,每日 2～3 次,呃止即停。

**2.推拿按摩**

●用拇指指腹推按横膈反射区或用手多次搓手背的横膈反射区。推按时,掌根或拇指要紧贴皮肤,用力要稳,速度宜缓慢而均匀。打嗝时,用拇指指腹重力按压内关穴 5～10 分钟。如果依旧打嗝不止,可用牙签刺激或艾灸内关穴6～15次。

●用双手的拇指和食指紧紧捏住左右耳垂,同时用力将耳垂向下拉,力度以耳垂根受到刺激为宜,动作要缓慢,以免拉伤耳垂。重复多次就可使打嗝停止。

●打嗝时,将右手拇指放于天突穴处,然后由轻渐重,由重到轻地揉按该穴0.5～1分钟,便可止嗝。

●双手食指按压两侧翳风穴,同时屏住呼吸30秒,然后深呼吸。

●压迫两侧的少商穴。要用一定的力量,使有明显酸痛感。

●吃饭突然打嗝,用中指点压天突穴18下,或同时点耳窝18下。

### 3. 贴敷熨灸

●龟板120克,熟地120克,知母70克,黄柏60克。浸入500克植物油内,3～4日后倒入锅内,炸枯去渣,过滤沉淀,在熬至滴水成珠时,徐徐下黄丹250克收膏,然后倒入水中出火毒,制成膏药。取膏药适量,烘热,摊于4平方厘米的牛皮纸上,分别贴气海、关元、阴都穴。每日1换,呃止即停。主治胃阴不足之呃逆。

●吴茱萸50克,干姜50克,丁香50克,小茴香75克,肉桂30克,生硫黄30克,山栀子20克,胡椒5克,荜拨25克,共研细末,储瓶备用。用时取药末25克,加入等量面粉调成膏状,敷脐,上盖敷料,胶布固定。或上用热水袋热敷,每次敷贴3～6小时,每日1～2次。主治胃中寒冷,呃逆沉缓有力。

●羌活15克,附子15克,茴香10克,木香10克,干姜10克,食盐250克。炒热,用布包裹,频熨天枢穴,冷后即换。每日1次,呃止即停,主治寒呃。

●取膈俞、内关,实证配巨阙、行间、内庭,虚证配关元、气海、足三里。每日灸1～2次,每次每穴灸5壮。主治胃寒呃逆不止。

●取灯心草1根,蘸以桐油或食油,在酒精灯上点燃,迅速在天突穴灼灸。当灸及皮肤时,可听到轻微的"啪"声,灸后大部灯火即灭,灼灸部位可出现轻微的火灼焦点。轻者灸治1次即愈,重者可隔1周,在原部位再灸1次,经2～3次灸治即愈。

### 4. 预防调护

●勿饮碳酸饮料。碳酸饮料中的碳化合物包含空气,当这些空气进入胃中，会产生很多气体，从而出现打嗝。

●缓慢进食。吃得越慢，气体越难以进入胃中。吃得快则相反。

●细嚼食物。在咽下食物的时候尽量咀嚼彻底。每一口咀嚼20次可以有效减少气体进入胃中。

●避风寒，少食生冷的食物。

●静心宁志，保持一份好心情。

（张建福　廖宏伟　刘玉明）

## 心　悸

心悸，指患者自觉心中悸动，甚至不能自主的一类症状。发生时，患者自觉心跳快而强，并伴有心前区不适感。属中医学"惊悸"和"怔忡"的范畴。

本症可见于多种疾病过程中，多与失眠、健忘、眩晕、耳鸣等并存。凡各种原因引起心脏搏动频率、节律发生异常，均可导致心悸。其重症为怔忡，多因气血虚弱，痰饮内停，气滞血瘀等所致。

患者感胸闷、心慌、胸痛，心电图及超声心电图检查均正常。这并非是器质性心脏病，而是一种以心血管症状为主的功能性失调的心脏神经官能症（即心脏自主神经功能紊乱症）。

由于焦虑、紧张、情绪激动、精神创伤等因素的作用，中枢的兴奋和抑制过程发生障碍，受自主神经调节的心血管系统也随着发生紊乱，引起一系列交感神经张力过高的症状。此外，过度劳累，体力活动过少，循环系统缺乏适当锻炼，以致稍有活动或少许劳累即产生过度的心血管反应而致本病。

心脏神经官能症是全身神经官能症的一种（即自主神经功能紊乱在心血管系统的表现），症状表现多种多样，最普通的自觉症状是心悸、呼吸不畅、心前区疼痛和全身乏力等，还有容易激动、失眠、多汗、发抖、眩晕、多梦等表现。

**1. 单偏验方**

●磁石、朱砂、龙齿、牡蛎，心血虚者加当归、熟地、龙眼肉、柏子仁，心气不足加党参、麦冬、五味子。适用于心悸，善惊易恐，坐卧不安,噩梦易醒等心神不宁型心悸治疗。

●党参、黄芪、白术、茯苓、当归、龙眼肉、远志、酸枣仁、广木香、炙甘草。适用于心悸气短,身困乏力,头晕目眩等气血不足型心悸的治疗。

●柏子仁、酸枣仁、麦冬、党参、五味子、生地、当归、丹参、玄参、天冬、桔梗、茯苓、远志、菖蒲、朱砂。适用于心悸而烦,头晕耳鸣,易急易怒,心中烦热,失眠多梦等阴虚火旺型心悸的治疗。

●桂枝、炙甘草、龙骨、牡蛎、党参、柏子仁、熟附子。适用于心悸,胸闷气短,气喘汗出,神疲倦怠,四肢不温等阳气虚弱型心悸的治疗。

●茯苓、桂枝、白术、半夏、陈皮、泽泻、甘草、生姜。适用于心悸,头晕目眩,胸腹胀满,恶心欲呕或呕吐清水痰涎甚则全身水肿等痰饮上逆型心悸。

●当归、生地、桃仁、红花、枳壳、赤芍、柴胡、桔梗、川芎、牛膝、甘草。适用于心悸,胸闷不舒,心痛阵作,气短胸闷,口唇发绀,面颊瘀斑等气滞血瘀型心悸的治疗。

●取耳穴交感、神门、心、脾、肝、胆、肾等,用王不留行籽贴压。

●耳穴,房性早搏取心房、小肠、肾穴,交界性早搏取房室结、毛细血管、迷走穴。用咽喉丸每穴 1 粒贴双耳,5 日更换 1 次耳穴,10～15 次为 1 个疗程。

●取耳穴心、小肠、交感,配脾、肾、肺、皮质下、内分泌、肾上腺、耳迷根。将王不留行籽贴于菱形胶布上,按压穴位上,每日按压 40 次,5 日更换 1 次,10 次为 1 个疗程。

2.贴敷熨灸

●南星、川乌等量共为细末,用黄蜡熔化摊于手、足心。每日 1 次,晚敷晨取。10 次为 1 个疗程。

●太乙神针。硫黄 6 克,乳香、没药、松香、桂枝、杜仲、枳壳、皂角、细辛、川芎、白芷、独活、穿山甲、雄黄、丁香、全蝎各 3 克,麝香 3 克,陈艾绒 90 克。前 16 味药物研为细末,加麝香和上等陈艾绒和匀后搓成锥体,放于心俞、内关、神门穴,点燃艾炷,徐徐按压附近穴位以减灼痛,当艾燃烧将尽,患者灼痛难忍时,急压灭火。

### 3. 药膳食疗

● 莲子、百合各 30 克,与猪心切片 200 克,加水共煨汤,肉熟后调味即成。适用于心悸,失眠,头昏,遗精等。

● 五味子 20 克,炙甘草 30 克,水煎服,适用于心悸患者。

● 莲子心 30 枚,酸枣 50 克,炙甘草 20 克,水煎。每晚睡前服,连服 10 日。适用于肝火上延,心肾不交型患者

● 糯米、龙眼肉各 50 克,大枣 10 枚,加水共煨粥食用。日服 2 次,连服 10 日。适用于心神不交型患者。

● 取猪心一个切丁,枸杞叶 100 克,人参叶 100 克,用花生油按常法炒熟佐餐。适用于气血两虚型患者。

● 猪脑 100 克泡入清水中,剔除血筋洗净,沥水后加适量黄酒、葱、姜入屉用旺火蒸 20 分钟取出,凉后加入麻油 10 克、酱油、蒜泥各适量,拌匀即可食。适用于心悸,多梦,记忆力减退等。

### 4. 预防调护

● 生活作息要有规律。晚上宜早睡,不宜熬夜,保证午睡。对有失眠者,应服镇静剂,保证大脑皮层得到充分的休息。

● 饮食有节。宜进食营养丰富而易消化吸收的食物,宜低脂、低盐饮食。少吃豆制品,尽量不吃有刺激性的食物,少喝咖啡,忌烟酒、浓茶。

● 应保持心情开朗,情绪稳定,应避免惊恐刺激及忧思恼怒、过度兴奋和忧伤等。

● 为提高免疫功能,增强体质,在病情稳定的情况,可适当参加太极拳或气功锻炼,但一定要持之以恒。

（张建福　廖宏伟　李彦丰）

## 胸　痹

胸痹,是指以胸部闷痛,甚则胸痛彻背、喘息不得卧为主要表现的一种疾病。轻者感觉胸闷,呼吸欠畅,重者则有胸痛;严重者心痛彻背,背痛彻心。与现代医学所指的冠状动脉粥样硬化性心脏病(心绞痛、心肌梗死)关系密切。

胸痹的发生多与寒邪内侵,饮食失调,情志失节,劳倦内伤,年迈体虚等因素有关。在西医看来,此病是冠状动脉血管发生粥样硬化病变而引起血管腔狭窄或阻塞,造成心肌缺血、缺氧或坏死而导致的心脏病,常称为冠心病。

　　冠心病的危险因素包括可改变的危险因素和不可改变的危险因素。

　　可改变的危险因素有高血压,血脂异常(总胆固醇过高或低密度脂蛋白胆固醇过高,甘油三酯过高,高密度脂蛋白胆固醇过低),超重/肥胖,高血糖/糖尿病,吸烟,不合理膳食(高脂肪、高胆固醇、高热量等),缺少体力活动,过量饮酒,以及社会心理因素。不可改变的危险因素有性别,年龄,家族史。此外,与感染有关,如巨细胞病毒、肺炎衣原体、幽门螺杆菌等感染。

　　另外,发作常常与季节变化、情绪激动、体力活动增加、饱食、大量吸烟和饮酒等有关。

　　1. **单偏验方**

　　●发作时可选用硝酸甘油、冠心苏合丸或速效救心丸。

　　●预防复发可选用复方丹参片、愈风宁心片、山海丹、通脉冲剂等。

　　●阳虚寒痰瘀血型,胸骨后或心前区绞痛,或痛如刀割,或压榨痛,胸中憋闷,心悸气短,头晕沉重,自汗出,恶寒肢冷,小便清长,舌质淡,苔白薄。宜温阳益气,豁痰化瘀。可选用高丽参、附子、瓜蒌、薤白、半夏、桂枝、桃仁、红花、丹参、降香、蒲黄、三七、琥珀。

　　●热痰瘀血型,胸满闷胀,胸骨后或心前区绞痛或压榨样痛,心急心烦,失眠多梦,面赤口干苦,咳吐黄痰,小便黄,舌质红,苔黄腻,脉弦滑数。宜清热化痰,活血通络止痛。可选用黄连、半夏、瓜蒌、桃仁、红花、蒲黄、灵芝、焦栀子。

　　●气滞血瘀型,胸痛走串,刺痛或绞痛,肋痛闷胀,嗳气频作,舌质瘀暗,苔白薄,脉弦有力或涩。宜疏肝理气,活血化瘀。可选用柴胡、赤白芍、枳实、全瓜蒌、香附、川芎、红花、郁金、丹参、制乳香、制没药、甘草。

　　●取制蟾酥、冰片、红参、附子、细辛、山慈菇、猪牙皂、洋金花、麝香研细末备用,置于管筒中吹入患者鼻腔,每日2~3次,7日1个疗程。适用于气虚证。

**2.推拿按摩**

心绞痛发作后并得到控制时,可以先不考虑穴位,对患者的肋间加以揉搓,接下来再按揉腋下区,最后点按内关穴区。如果心绞痛后胸闷症状严重,应在点按内关穴区的同时,以膻中穴为中心加以按揉,用指用掌均可。

有不少冠心病患者,在心绞痛发作前有预感。这个时候除了把救急药品准备好之外,还应按压合谷穴,如果力气不足,可以改压为掐,目的是保证这个穴位受到足够的刺激。

冠心病患者在心绞痛急性发作时,服下药物,不可能马上见效,而此时患者本人又无力进行按压,家人或身边的人应掌握相应的指压法,对膻中、中脘两穴加以按揉,就能加速病情的缓解。

冠心病患者平时加强自我按压,要比病情发作后再施指压法效果好得多。主要选用胸腹部的膻中、中脘、气海、关元,腰部的心俞、肺俞、膈俞、风门,下肢的三阴交,上肢的手三里、尺泽等穴。不分顺序,只要都按到揉到即可。时间也不限长短,只要有酸胀感即可。每天早晚各1遍,长期坚持。

**3.拔罐刮痧**

刮痧部位如下:

头部:全息穴区——额中带,额旁一带。

背部:督脉——大椎至至阳。

膀胱经——双侧厥阴俞至心俞、神堂。

胸部:任脉——天突至膻中、巨阙。

上肢:心包经——双侧郄门至间使、内关。

下肢:肾经——双侧太溪。

心绞痛发作时,重点刮拭至阳、双侧心俞、膻中、双侧内关。

**4.贴敷熨灸**

●贴耳穴。主穴为心、小肠、皮质下、交感、肾,心悸者加神门,疼痛剧烈者加胸,体质虚弱者加脾,急躁易怒、口苦者加肝。取药丸对一侧耳郭穴位进行敷贴,并用拇指以中等力度揉捏药丸3~5分钟,每日 4～6 次。3 日后除去,改贴另一侧耳穴,两耳交替应用。

●取内关、心俞、膻中、厥阴俞、曲泽穴。①温和灸。每穴可灸 15～30 分钟,每日 1～2 次,10 次为 1 个疗程。②无瘢痕灸。艾炷如麦粒大,每穴灸 5 壮,每日 1～2 次,10 次为 1 个疗程。③灯火灸。每日 1 次,15 次为 1 个疗程。

●山楂 100 克,醋炒延胡索 100 克,厚朴 100 克,白芍 250 克。共研细末,与葛根浸膏 10 克,甘草浸膏 70 毫升一起烘干,加入鸡矢藤挥发油 4 毫升、冰片少许混合。每次用黄酒调糊敷贴神阙穴,用纱布覆盖,胶布固定,3 日 1 次。主治气滞经络引起的心痛。

●硝酸甘油 2～3 片用水调稠糊敷贴在神阙穴上,2 小时 1 次。主治劳力性心绞痛。

●人参、三七、制附子、丹参、川芎、乳香、没药、延胡索、檀香、白芥子各 10 克,与 95% 乙醇制成流浸膏,然后把苏合香 10 克、冰片 1 克、麝香 1 克分别研细过 100 目筛后依次加入,搅匀制成硬膏。将调好的药膏涂于布上,然后敷贴于膻中、心俞、内关穴,每穴 6～12 小时。揭去膏药后以热毛巾轻敷穴位上,间隔 6 小时再行敷贴。主治气滞血瘀型心痛。

●丹参 20 克研碎,制成粟粒大小的药丸,放在氧化锌橡皮膏上,敷贴于心俞、巨阙、内关、上巨虚、厥阴俞、中脘、间使、足三里穴,隔日 1 次。主治冠心病。

●降香、檀香、三七、胡椒各 1 份,冰片 1/4 份,共同研为细末。用时取药粉适量,加酒调拌均匀,制成药饼,分成 5 份,分别敷贴在膻中、内关、心俞穴上,用纱布覆盖,胶布固定,隔日 1 次,5 次为 1 个疗程。主治热盛气滞血瘀型冠心病。

●川芎 5 克,乌头、细辛、附子、羌活、蜀椒、肉桂心各 15 克。研末过筛,用帛布包裹微火烤,热敷患者背部,敷至胸痛停止。适用于胸背闷痛。

**5. 预防调护**

●心绞痛发作时,应绝对卧床休息,如有心肌梗死者应采取综合治疗措施。缓解期适当参加体育锻炼,如练太极拳、气功,用手心或手指按在穴位上做搓摩动作,1 次 20 分钟左右,每日 1 次。

● 保持心情舒畅,情绪稳定,如有心肌梗死者应到医院治疗。

● 心胸开阔,保持乐观的情绪,特别注意勿生闷气。

● 定期到医院检查心电图,了解心脏供血情况。

● 忌烟酒,饮食宜清淡,少食肥甘厚腻之品。

(张建福　李　旭　刘玉明)

## 高血压

高血压可分为两类:一种是原发性高血压,一种是继发性高血压。前者是一种以血压升高为主要临床表现而病因尚未明确的独立疾病;后者又称症状性高血压,病因明确,高血压仅是疾病的临床表现之一,血压可暂时性或持久性升高。

大多数原发性高血压见于中老年人,起病隐匿,进展缓慢,病程长达十多年至数十年,初期很少有症状,约半数患者因体检或因其他疾病就医时,才偶然发现血压增高,主要症状有头晕、头涨、失眠、健忘、耳鸣、乏力、多梦、易激动等。当收缩压(高压)≥140 毫米汞柱(1 毫米汞柱＝0.133 千帕)和/或舒张压(低压)≥90 毫米汞柱时即可诊断为高血压。

高血压的高危因素有很多:①高龄。即年龄越大,患高血压的概率就越大。②饮食不合理。过量饮食,高热量饮食,高盐饮食(偏好咸食)者。③饮酒酗酒及吸烟。长时间大量饮酒是高血压发病的常见原因,而吸烟也会对血压产生很大影响。④肥胖,缺乏运动。⑤长期处于高度紧张的状态。⑥家族中有高血压遗传病史。

### 1. 单偏验方

● 枸杞子 10 克,菊花 5 克,荷叶 5 克,加沸水冲泡代茶饮。

● 三七花 6 克,西洋参 6 克,葛根 20 克,山楂 20 克,加沸水冲泡代茶饮。

● 玉米须 60～80 克,洗净晒干后,加水 1 升煎水代茶。

● 花生壳洗净,放入半杯,把烧开的水倒满茶杯饮用,既可降血压又可调整血中胆固醇含量。

● 野菊花、淡竹叶、冬桑叶、生石膏、白芍、川芎、磁石、蔓荆子、青木香、晚蚕沙、薄荷适量,放入枕芯内,每昼夜使用不少于 6 小时,3 个月为 1 个疗程。用枕期间须停用一切降压药物。

●取单侧耳降压沟、降压点、神门、内分泌、脑、肾等穴。王不留行籽置于菱形胶布上,压于耳穴上,每穴压一粒,每次按压揉各穴 3～5 分钟,每日按 3 次,每隔 3 日换压对侧穴位,30 日 1 个疗程。

### 2. 药膳食疗

●枸杞子 15 克、芡实、薏米,山楂各 30 克,加两大碗水,浸泡一夜,晨起熬粥食。

●绿豆 100 克淘净后加水,再加入怀山药 30 克、百合 15 克、麦冬 15 克、枸杞子 15 克,熬粥早晚各食 1 次。

### 3. 贴敷熨灸

●桃仁 12 克,杏仁 12 克,栀子 3 克,胡椒 7 粒,糯米 14 粒。捣烂,加 1 个鸡蛋清调成糊状,分 3 次用。每天睡觉前敷贴于足心涌泉穴,白天除去。每日 1 次,每次敷 1 足,两足交替敷贴,6 次为 1 个疗程。

●肉桂 100 克,吴茱萸 100 克,磁石 100 克。共研细末,密封备用。每次取药末 5 克,用蜂蜜调匀,贴于涌泉穴上,阳亢者加贴太冲穴,阴阳不足者加贴足三里。每次贴两穴,交替使用。贴后外以胶布固定。

●蓖麻仁 50 克,吴茱萸 20 克,附子 20 克,研末。取生姜 150 克捣成泥状,与药末混合后加冰片 10 克,调制糊状,每晚睡前贴双侧涌泉穴,早起后去除,7 日 1 个疗程。

●胆汁制吴茱萸 500 克,龙胆草醇提取物 6 克,硫黄 50 克,醋制白矾 100 克,朱砂 50 克,环戊噻嗪 175 毫克。混合研末,每次用药粉 200 毫克左右,倒入肚脐窝内,药粉上覆盖棉球,外用胶布固定,每周更换 1 次,30 日为 1 个疗程。

●吴茱萸 30 克,川芎 30 克,白芷 30 克。研细末,过筛。取药末 15 克,以脱脂棉裹如小球状,填入脐孔内,用手向下压紧,外以纱布覆盖,胶布固定,每天换药一次,10 日 1 个疗程。

●温和灸。取双侧足三里、绝骨穴,用艾绒先灸足三里穴,后灸绝骨穴。每周 1～2 次,每穴灸 1～3 壮,10 次为 1 个疗程。

●瘢痕灸。取足三里、绝骨穴，用艾叶每穴连续灸 5～7 壮，灸至穴上能见到小疱为度。灸毕覆以小胶布，促使发灸疮，待灸疮愈合后再行复灸。一般灸 3～5 次，血压可平稳下来。

**4.洗浴熏蒸**

●钩藤 20 克，冰片少许。钩藤剪碎，布包冰片少许，放入盆内加温水洗脚，每次 30～45 分钟，早晚各 1 次，10 日 1 个疗程。

●磁石、石决明、党参、黄芪、当归、桑枝、枳壳、乌药、蔓荆子、白蒺藜、白芍、炒杜仲、牛膝各 6 克，独活 18 克。水煎取汁，浸泡双脚，每日 1 次，每次 1 小时，10 日 1 个疗程。

**5.预防调护**

●注意起居饮食，心情舒畅，睡眠充足。

●饮食宜清淡，勿食膏脂厚味

●忌烟酒。

●敷脐法、洗足法、耳穴压豆疗法，对轻中度高血压病可以控制，对较重高血压尤其是出现高血压危象者，还应配合药物内服或中西医综合治疗，积极抢救。

（廖宏伟　刘玉明　李彦丰）

## 中　风

中风也叫脑卒中，分为两种类型：缺血性脑卒中和出血性脑卒中。中风是中医学对急性脑血管疾病的统称。它是以猝然昏倒，不省人事，伴发口角歪斜、语言不利而出现半身不遂为主要症状的一类疾病。由于本病发病率高、死亡率高、致残率高、复发率高以及并发症多的特点，医学界把它同冠心病、癌症并列为威胁人类健康的三大疾病之一。

引起中风的原因有很多，动脉的损害是最常见的原因。而诱发中风的因素也分很多种，比较常见的有以下几种：

高血压：高血压是原因，中风是后果，血压与中风的发病率和死亡率成正比。高血压会使血管的张力增高，也就是将血管"紧绷"，时间长了血管壁的弹力纤维就会断裂，引起血管壁的损伤，使血液中的脂质物质容易渗透到血管壁内膜中。这样会使脑动脉失去弹性,动脉内膜受到损伤,形成动脉硬化,动脉变硬,变脆,管腔变窄。在脑动脉发生病变的基础上,当患者的血压突然升高,就很容易引起中风。

糖尿病(糖尿病食品):糖尿病属于中风疾病的易患因素之一。据国内资料统计,约有20%的脑血管病患者同时患有糖尿病,并且糖尿病患者动脉硬化的发生率较正常人要高5倍。

高血脂:血脂是人体中一种重要的物质,有许多非常重要的功能,但是不能超过一定的范围。如果血脂过多,容易造成"血稠",在血管壁上沉积,逐渐形成小斑块(就是我们常说的"动脉粥样硬化")。这些"斑块"增多,增大,逐渐堵塞血管,使血流变慢,严重时血流被中断。这种情况发生在脑,就会出现缺血性中风。

肥胖:临床观察发现,肥胖者与一般人比较,发生中风的机会要高40%。这与肥胖者内分泌和代谢功能紊乱,血中胆固醇、甘油三酯增高,高密度脂蛋白降低等因素有关。此外,胖人还常伴有糖尿病、高血压、冠心病等疾病,这些都是中风的危险因素。

吸烟:烟草中含有大量的尼古丁,可使人的体重下降,食欲减轻,但同时又会有胰岛素抵抗和皮质醇增加现象,这些都是导致血糖和血压升高的因素,最终导致中风。

中风的前兆有很多种,比较常见的有头晕、眼前突然发黑、肢体麻木、言语不清等。如果在日常生活中突然出现以上症状,需要谨慎对待。

### 1. 单偏验方

●新鲜鸡蛋1个,擦干净泡在200毫升老陈醋内48小时,蛋壳软化调匀,分5次服。每日晨起空腹喝1次(喝时加1勺蜂蜜),连服10次为1个疗程。主治中风后半身不遂。

●白芥子400克,醋500克,共煎煮,至300毫升药汁左右,收存备用。每次取药渣及汁适量,涂敷颌颊部。用于治疗中风口不能言,舌根紧缩等。

●牛黄丸1丸,擦胸,用于中脏腑闭、热阻关窍之证,每日1次,每次30分钟。

●天南星末2.5克,冰片少许和匀,以中指蘸药末揩齿,反复20~

30 次。主治中风口噤不开。

●细辛、皂角、薄荷、雄黄各 0.3 克,共为细末,每次少许吹入鼻中,可连用 1～3 次,每两次之间可间隔 10 分钟左右。主治中风昏迷,口噤不开。有嚏可治,无嚏不可治。

**2. 药膳食疗**

●人参 10 克,枸杞子 15 克,当归 15 克,黄芪 15 克,水蛭 3 克,生姜、葱白各适量,布包后,纳入去掉内脏的公鸡中,炖至肉烂,服汤。

●土茯苓 30 克(生用 100 克),乌龟一只(约 300 克),瘦猪肉 60 克。将乌龟宰杀去肠杂及膜,切成小块,土茯苓、猪瘦肉切块,同放入炖盅内,加适量清水,加盖封实,放入锅内慢火炖 4～5 小时。食用前加少许食盐及调味品。

●天麻 15 克,大鱼头一个(约 500 克),猪瘦肉 50 克,生姜 2 片,蜜枣 2 个,食盐少许。天麻、生姜、蜜枣洗净,大鱼头洗净去鳃切块,猪瘦肉洗净切块,将全部用料放入锅内,加适量清水,慢火炖 1 小时。加食盐调味即可食用。

**3. 敷贴熨灸**

●麝香 1 克,冰片 5 克,川牛膝 15 克,木瓜 20 克,樟脑 50 克,雄黄 40 克,桃仁 15 克,半夏 6 克,共研细末,分 30 等份。另备大活络丸 30 粒,生姜末 90 克。每次用热米饭捶饼两个,每饼上放药末 1 份,大活络丸 1 粒,生姜末 3 克,敷患侧上下肢各 1 个穴位(上肢取肩髃、尺泽,下肢取环跳、委中,交替使用),晚敷早去,15 日为 1 个疗程。主治中风半身不遂。

●取太冲、劳宫、足三里、丰隆,用艾条悬灸法灸治。可宣闭开窍,降火祛痰,用于中风闭证。每日 1～2 次,每次 30 分钟。

●取关元、神阙、足三里、气海,用隔盐灸,壮数不限。主治中风脱证。

●端阳艾、硫黄、雄黄、全蝎、白花蛇、白芷、乳香、没药、麝香、川乌、草乌等制成 20 厘米长的药条,外用绵纸封糊,灸肩髃、曲池、足三里、太冲、合谷等穴,每穴 15 分钟,每日 1 次,14 次为 1 个疗程。主治中风肢体瘫痪。

### 4.洗浴熏蒸

伸筋草、透骨草、红花各 3 克,共置于搪瓷盆中,加清水 2 千克,煮沸 10 分钟取出。药液温度以 50～60℃为宜,浸洗 15～20 分钟,温度低了需加热。手足拘挛者,先浸洗手部,后浸洗足部,每日 3 次。浸洗时,手指、足趾在汤液中进行自主伸屈活动,30 日为 1 个疗程。主治中风后手足拘挛。

### 5.预防调护

饮食宜清淡,少食肥甘厚味之品。戒烟酒。保持乐观心情,勿情绪激动。常测血压,有异常及时用药。

(张建福　刘亚东　李彦丰)

## 失　眠

失眠,中医称为"不寐",是以经常不能正常睡眠为特征的一类病症,主要表现为睡眠时间、深度的不足。轻者入睡困难,或睡眠较浅,时寐时醒,或者醒后难以入睡,重者彻夜不眠。只有单纯以失眠为主症,表现为持续的、严重的睡眠困难才能称为不寐。若因一时情志影响或生活环境改变引起的暂时性失眠不属病态。老年人少寐早醒,亦多属生理状态。

### 1.单偏验方

●在枕头旁边放 10 克左右生姜丝,就能催人入眠。

●猪心 1 个,三七、蜂蜜各 30 克。将猪心洗净,与三七共煮,待猪心熟后加入蜂蜜吃肉饮汤。

●麦仁 30 克,大枣 15 枚,甘草 15 克。加水 3 碗,煎至 1 碗。每晚睡前顿服。

●鸡蛋 2 个,枸杞子 15 克,大枣 10 枚。先将枸杞子、大枣用水煮 30 分钟,再将鸡蛋打入共煮至熟服食,日服 2 次。主治失眠,健忘。

●酸枣仁粉 10 克,绿茶 15 克。清晨 8 时前冲泡绿茶 15 克饮服,8 时后忌饮茶水。晚上睡前冲服酸枣仁粉 10 克。凡心动过速、习惯性失眠及哺乳期妇女慎用。

●龙眼肉 15 克,枸杞子 10 克,大枣 4 枚,粳米 100 克,洗净加水煮成粥食用,日服 2 次(晨起空腹和晚睡前),常服效佳。

●将花生叶(鲜叶最好)用开水冲水入壶内或杯内,等花生叶变色后饮下,10 分钟左右,即能入睡,有效率达 95% 以上。

●茯神 15 克,生鸡蛋黄 1 个。茯神加一杯半水,煎成一杯。稍凉加入鸡蛋,搅匀。睡前先以温水洗脚,然后趁热服下药液,不久即可安眠。

●枸杞子 30 克,炒枣仁 40 克,五味子 10 克。和匀,分成 5 份。每日取 1 份,放入茶杯中开水冲泡,代茶频饮。或日饮 3 次,但每次不少于 500 毫升。

●菊花 1 000 克,川芎 400 克,牡丹皮 200 克,白芷 200 克,装入布袋作枕头。适用于各型失眠。

●睡前用热水一盆洗足 10 分钟,每日 1 次。适应于各型失眠。

**2. 贴敷熨灸**

●珍珠粉、丹参粉、硫黄粉、冰片各等量混匀,取适量纳入脐窝,使与脐平,胶布固定即可。5~7 日换敷 1 次。适用于各型失眠不寐。

●吴茱萸 9 克研成细末,米醋适量调成糊状,敷于两足涌泉穴,盖以纱布,胶布固定,1 日 1 次。适用于心肾不交型不寐。

●磁石 20 克,茯神 15 克,五味子 10 克,刺五加 20 克。先煎煮磁石 30 分钟,然后加入其余药物再煎 30 分钟,去渣取汁。将一块洁净纱布浸泡于药汁中,趁热敷于前额及太阳穴,每晚 1 次,每次 20 分钟。适用于各型失眠。

●新青皮 1 块置于柴上烘热,趁热熨擦两眼之上、下眼睑。每次 20 分钟左右,每日 1 次。适用于各型不寐。

●灸治。取穴三阴交、神门、心俞、百会、内关、足三里。①隔姜灸。每穴可用黄豆大艾炷灸 5~10 壮,每晚 1 次,5 次为 1 个疗程。②温和灸。每穴可灸 10~15 分钟,每晚 1 次,7 次为 1 个疗程。③艾炷隔芹菜根灸。取鲜芹菜根切成 0.2 厘米薄片置穴上,放艾炷灸 3~5 壮,每晚 1 次。④珍珠粉敷灸。取珍珠粉、丹参粉、硫黄粉、冰片各等量混匀,填满脐窝敷灸,每晚 1 次,7 次为 1 个疗程。⑤朱砂敷贴。取双脚涌泉穴,将朱砂 3~5 克,研成细面,用干净白布一块,涂糨糊少许,将朱砂均匀黏附于上,然后外敷涌泉穴,胶布固定,用前先用热水洗脚,睡前贴敷。

3.**预防调护**

●保持平常而自然的心态,出现失眠不必过分担心。

●寻找并消除失眠的原因。造成失眠的因素颇多,前已提及,只要稍加注意,不难发现。原因消除,失眠自愈,对因疾病引起的失眠症状,要及时求医。

●身心松弛,有益睡眠。睡前到户外散步一会儿,放松一下精神。上床前或洗个淋浴,或热水泡脚,然后就寝,对顺利入眠有百利而无一害。

●睡眠诱导。聆听平淡而有节律的音响,如催眠音乐,有助于睡眠,还可以此建立诱导睡眠的条件反射。

●饮热牛奶法。据研究表明,睡前饮一杯加糖的热牛奶,能增加人体胰岛素的分泌,促进人脑分泌促眠的血清素;牛奶中含有微量吗啡样物质,具有镇定安神作用,从而促使人安稳入睡。

●合适的睡姿。睡眠姿势当然以舒适为宜,以侧卧为佳,这种睡眠姿势有利于全身放松,睡得安稳。

●若疲劳而难以入睡者,不妨食用苹果、香蕉、橘、橙、梨等水果。因为,这类水果的芳香味,对神经系统有镇静作用;水果中的糖分,能使大脑皮质抑制而易进入睡眠状态。

(张建福　李帅磊　廖宏伟)

## 眩　晕

眩晕指患者常感周围物体围绕自身沿一定的方向旋转,闭目时症状可减轻,常伴恶心、呕吐、面色苍白、出冷汗、血压下降等自主神经反射症状。头部的任何运动都可以使眩晕加重。患者意识始终清楚,个别患者即使突然摔倒,也保持着清醒状态。眩晕持续时间多为数十分钟或数小时,最长者不超过 24 小时。眩晕发作后可转入间歇期,症状消失,间歇期长短因人而异,数日到数年不等。眩晕可反复发作,同一患者每次发作的持续时间和严重程度不尽相同,不同患者之间亦不相同。且眩晕发作次数越多,每次发作持续时间越长,间歇期越短。

西医认为此病因机体对空间定位障碍而产生的一种动性或位置性错觉所致,常分为周围性眩晕和中枢性眩晕,但是没有特别有效的药物根治,很多时候只能在发作期做对症处理。

**1. 单偏验方**

●用王不留行籽按压在耳交感、神门、内分泌、皮质下、颈等穴,每次选 3～4 个穴位,交替使用。

●把鲜生地塞入一侧耳内,用于气血虚弱导致的眩晕。

●当归、羌活、藁本、制川乌、黑附子、川芎、赤芍、红花、地龙、血竭、菖蒲、灯心草、细辛、桂枝、丹参、防风、莱菔子、威灵仙、乳香、没药、冰片各适量,装入枕芯内,睡时枕之,每天应用 6 小时以上,连续 3～6 日。

**2. 贴敷熨灸**

白芥子 30 克,胆南星 15 克,白矾 15 克,川芎 10 克,郁金 10 克,研末。姜汁适量调糊,贴敷于患者肚脐部,纱布覆盖,胶布固定,每日换药 1 次,15 日为 1 个疗程。一般 1 周后效果明显,继续应用 1～2 个月,巩固疗效,防止复发。适用于痰浊内蕴型眩晕。

**3. 洗浴熏蒸**

●选用温阳活血的艾叶、吴茱萸、红花、生姜、白胡椒等药物适量,煎水泡脚,每日 1～2 次。坚持熏洗可使上升到头面部的虚火下降,头晕头痛症状缓解。一般每次 20 分钟左右,水温一般 40～50℃,以自感温热为最好,不能太热。泡脚时间不宜太长,太长会使头晕加重。坚持泡脚可缓解疲劳,改善睡眠,如果能顺便揉揉脚上的穴位则效果更好。

●夏枯草 30 克,钩藤 20 克,桑叶 15 克,菊花 20 克,水煎浴足,每日 1～2 次,每次 20 分钟,10 日为 1 个疗程。

**4. 预防调护**

生活应规律,勿过于劳累和熬夜。疾病将要发作时应卧床休息,并交替掐按内关穴 5～10 分钟。

(张建福　李帅磊　李彦丰)

## 癫  痫

癫痫是慢性反复发作的短暂脑功能失调综合征,以脑神经元异常放电引起反复痫性发作为特征。癫痫是神经系统常见疾病之一,病因极其复杂,并存在多种影响发病的因素,可分三大类。①特发性癫痫。可有遗传倾向,无其他明显病因,常在某特殊年龄段起病,有特征性临床及脑电图表现,诊断较明确。②症状性癫痫。中枢神经系统病变影响结构或功能等,如染色体异常、局灶性或弥漫性脑部疾病以及某些系统性疾病所致。③隐源性癫痫。较多见,临床表现提示症状性癫痫,但未找到明确病因,可在特殊年龄段起病,无特定临床和脑电图表现。

临床常见以下几种类型:①全面强直—阵挛发作(大发作)。指全身肌肉抽动及意识丧失的发作,以产伤、脑外伤、脑瘤等引发的较常见。强直—阵挛发作可发生在任何年龄,是各种癫痫中最常见的发作类型。其典型发作可分为先兆期、强直期、阵挛期、恢复期 4 个临床阶段。发作期间脑电图为典型的爆发性多棘波和棘—慢波组合,每次棘—慢波组合可伴有肌肉跳动。②单纯部分发作。指脑的局部皮质放电而引起的与该部位的功能相对应的症状,包括运动、感觉、自主神经、精神症状及体征。分为 4 组:一是伴运动症状者;二是伴躯体感觉或特殊感觉症状者;三是伴自主神经症状和体征者;四是伴精神症状者。③复杂部分发作。习惯上又称精神运动发作,伴有意识障碍。先兆多在意识丧失前或即将丧失时发生,故发作后患者仍能回忆。④失神发作(小发作)。其典型表现为短暂的意识障碍,而不伴先兆或发作后症状。⑤癫痫持续状态。是指单次癫痫发作超过 30 分钟,或者癫痫频繁发作,以致患者尚未从前一次发作中完全恢复而又有另一次发作,总时间超过 30 分钟者。癫痫持续状态是一种需要抢救的急症。

### 1.贴敷熨灸

●芫花 100 克,明雄黄 12 克,胆南星 20 克,白胡椒 10 克,其中芫花用醋浸泡1日，将药物混合后取适量纳脐，胶布固定。或用吴茱萸研末撒入肚脐，外用胶布固定，8～10日更换1次。

●温和灸。取心俞、百会、中脘、身柱等穴位，每个穴位用艾条温和灸20分钟，每日1次，10日为1个疗程，每个疗程间隔3～5日。

●隔姜灸。用厚度为0.3厘米的姜片置于长强、会阴、太溪、太冲等穴，于姜片上放置艾炷灸，每日1次，每个疗程7～9日，疗程间隔3～5日。

●瘢痕灸。取心俞、长强、百会、中脘、身柱、会阴、太溪、太冲等穴，每次选2～4个穴位，将黄豆大小艾炷置于其上，每次灸3～5壮，15～30日灸1次。

●隔药灸。取制马钱子、僵蚕、胆南星、明矾等份研末，以青艾叶、鲜生姜调至糊状，每次取药糊5～10克，置于神阙、会阴，以艾炷置其上灸。每日1次。

**2. 预防调护**

生活要有规律，按时作息，勿熬夜和过于劳累。保持乐观健康心态。勿观看惊险、刺激、恐怖的电视、电影、武术表演等。不要独自到河边、水潭、山崖、水井处，如游泳需找人陪同。勿做登高、攀岩、蹦极、潜水等挑战性的运动。

（张建福 刘亚东 刘玉明）

## 癔 症

癔症是一类由精神因素，如重大生活事件，内心冲突，情绪激动，暗示或自我暗示，作用于易病个体引起的精神障碍。癔症所出现的各种表现，如焦虑、抑郁、脑衰弱、疼痛、失眠，常不符合生理特点或疾病的固有规律。

中医认为，本病病变可涉及心、脾、肝、胆，其病机可分为忧思郁怒，肝气郁结；思虑忧愁，脾失健运和情志过极，心失所养等。

**1. 心理疗法**

●解释性心理治疗。主要在不发作时进行。癔症病人一般都有某些性格倾向，起病又多由心理、社会因素诱发。因此，平时应了解本病的有关知识，了解自身的性格特点，同时还应学会正确处理各种矛盾，学会应付各种不愉快事情的方法，从而减少或避免疾病的反复发生。

●暗示疗法。一般在清醒状态下暗示，可以是单纯的语言暗示，也可以配合中西医治疗进行。

●催眠疗法。在催眠的状态下，重现被遗忘的痛苦体验，发泄压抑的情感。这种方法也可以用来治疗癔症性的遗忘，身份改变，缄默不语或僵住不动等症状。当然这种治疗必须由专业人士进行。

**2. 推拿按摩**

泻合谷，补列缺、风池等穴；补内关、通里穴；补膻中，泻巨阙、中脘，补气海穴；泻期门，补太渊穴。如有其他兼症，可随症加穴。每穴平揉压放各 50～150 次，手法轻而缓。酌情助以头部推运法、背部循压法。点穴次序：先点上部穴，再点下部穴。

**3. 预防调护**

到户外活动，勿独自一人处于居室之中。多参加集体活动，如打太极拳、跳舞唱歌等。改善居处环境，如到亲戚或子女处居住一段时间，或外出旅游。

（张建福　廖宏伟　李彦丰）

## 头　痛

头痛是一种常见的自觉症状，中医认为外感或内伤杂病以及外伤均可引起头痛。①外感头痛：多因起居不慎，坐卧当风，感受风寒，湿热等邪自表侵袭于经络，上犯于头部，清阳之气受阻所引起，其中以风邪为主，所谓"伤于风者，上先受之"。②内伤头痛：多因肝、脾、肾三脏的病变以及气血失调所引起。③外伤头痛：跌仆损伤，或久病入络，使气血淤滞，亦可发生头痛。在西医内科临床上常遇到的头痛，多见于感染发热性疾病、高血压、颅内疾病、神经功能性头痛、偏头痛等疾病。

头痛是很多疾病都可以引起的一种自觉症状：①局部疾病，如颅内脑实质疾患、脑水肿、脑血管病后遗症、脑炎后遗症、脑血管疾患、脑膜疾患、近颅腔的眼耳鼻咽疾患。②感染中毒性疾病,如流行性感冒、肺炎、疟疾、伤寒、煤气中毒、尿毒症、菌血症。③心血管系统疾病,如高血压、动脉硬化、贫血、心脏病。④机能性疾病,如神经衰弱、偏头痛、精神紧张、癔症和癫痫。这些疾病都可以引起头痛。头痛程度有轻有重,时间有长有短,疼痛形式多种多样。常见胀痛、闷痛、撕裂样痛、电击样疼痛、针刺样痛,部分伴有血管搏动感及头部紧箍感,以及恶心、呕吐、头晕等症状。继发性头痛还可伴有其他系统性疾病症状或体征,如感染性疾病常伴有发热,血管病变常伴偏瘫、失语等神经功能缺损症状等。

**1. 单偏验方**

●白胡椒 30 克,黑豆 7 粒,鲜姜 120 克,去核大枣 7 枚,葱白 7 根。前两味药共研细末,加姜、葱、蒜捣烂,和匀用纱布包好,嗅之,每日 3～4 次,每次嗅 3～5 分钟,2 日换 1 次药,3 剂药为 1 个疗程。适用于偏头痛。

●细辛、徐长卿、川芎各 9 克,蜈蚣、山柰各 6 克,冰片 0.5 克。分别研成细末后混匀,用一小块布包药末少许塞鼻,左侧头痛塞右侧鼻孔,右侧头痛塞左侧鼻孔。每日更换 1～2 次,1 剂用完为 1 个疗程,各疗程间隔 3～5 日。

●细辛、生石膏、天花粉、白芷各 6 克。共为细末,水和成丸如绿豆大小,左侧头痛塞右侧鼻孔,右侧头痛塞左侧鼻孔,见汗即愈。适用于风、火、痰之头痛。

●川芎 50 克,白芷 50 克,炙远志 50 克,冰片 7 克。分别研成细末后混匀,用一小块布包药末少许塞鼻,左侧头痛塞右侧鼻孔,右侧头痛塞左侧鼻孔。塞鼻 3～5 分钟后头痛即逐渐消失。复发时再用仍有效。适用于偏头痛。

●鲜萝卜捣汁,加冰片少许溶解后,滴入鼻中,每日 2～3 次,每次 2～3 滴,5 日为 1 个疗程。适用于风热头痛。

●郁金 1 粒,苦葫芦 45 克。共研细末,白绢包,置清水内浸泡一昼夜,浸液滴患者鼻中,如流出黄水痛可减轻。每日 1～2 次,每次 2～3 滴,3 日为 1 个疗程。适用于头风。

●大蒜汁,滴入鼻腔 2～3 滴,每日 2 次,连滴 2～3 日,如流泪头痛可减轻。适用于偏正头痛。

●苍耳子 10 克,防风 6 克,羌活 6 克,荆芥 6 克,白芷 6 克,川芎 8 克。煎汤,将药倒入壶内,盖好壶盖,加热煮沸,患者坐在壶嘴旁,口鼻周围涂以凡士林(防止烫伤),将壶嘴冒出的气雾吸入,每日 2~4 次,每次 15~20 分钟,10 日为 1 个疗程。适用于风寒头痛。可配合其他疗法,以提高疗效。

●当归 9 克,川芎 9 克,连翘 9 克,熟地 15 克。煎汤,将药倒入壶内,盖好壶盖,加热煮沸,坐在壶嘴旁,口鼻周围涂以凡士林(防止烫伤),将壶嘴冒出的气雾吸入,每日 2~4 次,每次 15~20 分钟,10 日为 1 个疗程。适用于血虚头痛。可配合其他疗法,以提高疗效。

●白芷 3 克,研碎后卷成药捻,点燃后放鼻下熏吸,每日 2~3 次。每次吸 1 支,3~5 日为 1 个疗程。适用于风寒头痛。

●花椒 6 克,川芎 9 克,紫苏 30 克,香薷 30 克,葱白、茶叶各适量。煎汤,熏洗头部,适用于寒湿头痛。

●将川芎、薄荷、苍耳子、藜芦、胆南星、瓦楞子、芒硝、雄黄各等份共研碎末,滴鼻,对头痛目眩者为佳。

●瓜蒌、松萝茶各等份共研碎末,塞鼻。适用于湿盛头痛者。

### 2. 推拿按摩

按揉天柱穴 30~50 次,对前头痛有很好的效果。对于后头痛除了按揉天柱穴外,按压哑门穴,效果更佳。对各种头痛都有效果。点按压印堂穴,对前头痛有治疗效果。用指压法按摩头维穴,可治偏头痛。按压这个穴位,能感到明显的脉搏跳动,手指压揉此穴 10~20 次即可缓解偏头痛症状。

应经常做头面部的穴位按摩,如按揉太阳、率谷、风池,或以梳子梳按头皮,刺激头部。

### 3. 拔罐刮痧

●在大椎穴及背部夹脊穴涂上液状石蜡,将大号火罐拔在大椎穴后,用双手推至腰骶部,再推转向大椎穴,如此上下转移,直至皮肤发红,适用于外感而引起的头痛。

●患者取坐位,选用有靠背的椅子。术者手持刮板先从头部开始,用刮板边缘将滴在皮肤上的刮痧润滑剂自下向上涂匀,再用刮板薄面约 3 厘米宽的边缘,沿额中带后 1/3 上下刮拭,额顶带后 1/3 从前向后或从后向前刮拭,顶颞前斜带下 1/3(患侧)从上向下刮拭,太阳穴用刮板角部从前向后或从上向下刮拭,双侧曲鬓、风池穴处可用刮板角部刮拭;刮板竖放在头维穴至下鬓角处,沿耳上发际向后下方刮至后发际处,以百会为中心,分别向前至神庭,向左右至耳上区,向后至哑门,从左至右依次刮拭,疼痛重者加阿是穴;然后刮肩部,男士面向椅背骑坐,女士侧坐,使其身体有所依靠,肩部应从颈部分别向两侧肩峰处刮拭。注意每次刮拭开始至结束力量要均匀一致,每条经络或穴区依病情需要刮 20~30 次。

**4. 贴敷熨灸**

●羌活、独活(炒)各 45 克,赤芍 30 克,白芷 20 克,石菖蒲 18 克,混合粉碎过筛后,取药末用葱头 5 个加水煎浓汁调和成膏,敷贴在太阳、风池、风府等穴位上,用纱布覆盖,胶布固定,每日 1 次。

●白砒、藤黄、斑蝥、红娘子各等份研细末,加水为丸如梧桐子大,将 1 丸药放在伤湿止痛膏的中间,另用一张伤湿止痛膏将药合在一起,用针刺数孔敷贴在太阳、列缺穴位上,胶布固定,每日 1 次。另外,本药不可直接敷贴在皮肤上,不可误入口中或眼中。左偏头痛贴右边,右偏头痛贴左边,有痰加风池,无痰加合谷。

●将吴茱萸 20 克研细末,用醋适量调成糊,临睡前敷贴于涌泉穴上,用纱布覆盖,胶布固定,翌晨取下。

●白附子、川芎、白芷各 30 克,细辛 10 克,研碎为末过筛,加入葱白捣烂如膏,然后将膏药敷贴在太阳、神阙、关元穴上,用纱布覆盖,胶布固定,每日 1 次。

●山豆根 20 克研为细末,用开水调成膏,敷贴在太阳穴上,用纱布覆盖,胶布固定,每日 1 次。

●菊花叶研为细末,用开水调成膏,敷贴在太阳穴上,用纱布覆盖,胶布固定,每日 1 次。

●将肉桂 30 克研碎为末,过筛后加入黄酒适量调成膏,敷贴在上星、百会穴上,用纱布覆盖,胶布固定。

●将红花 10 克,杏仁 20 克,研碎为末,用酒适量调成糊,临睡前敷贴在涌泉穴上,用纱布覆盖,胶布固定,翌晨取下。

●将生姜切成 0.1 厘米厚的薄片,煨热,推熨前额及太阳穴,姜片冷即更换,每日 2 次,每次 20～30 分钟。用于风寒头痛。

●白芍、川芎各 3 克,细辛 5 克,捣碎为细末,再将葱白一段捣成泥状,加入上药末中调匀,摊在纸上,贴于两太阳穴,1 小时后可止痛。适用于各种头痛。

●灸法。取穴通天、悬钟、阿是,配穴合谷、太阳、阳陵泉、涌泉。①温和灸。每穴可灸 15～30 分钟,每日 1 次,10 次为 1 个疗程。②隔姜灸。艾炷如麦粒或黄豆大,每穴可灸 3～10 壮,每日 1 次,10～15 次为 1 个疗程。③药物灸。吴茱萸适量研末,和醋调在一起敷在涌泉穴,每日 1 次,7 日 1 个疗程。

如果偏头痛也可以用药物灸,将白附子 3 克,葱白 15 克捣烂如糊状,灸痛侧的太阳穴,以胶布固定。

如果为头部实质性病变则疗效不好,应及时进行鉴别诊断,以便正确地治疗。

5.**预防调护**

头痛患者宜注意休息,保持环境安静,光线不宜过强。外感头痛由于外邪侵袭所致,故平时当顺应四时变化,寒湿适宜,起居定时,参加体育锻炼,以增强体质,抵御外邪侵袭。内伤所致者,宜舒畅情志,避免精神刺激,保证充分的睡眠,注意休息。肝阳上亢者,禁食肥甘厚腻、辛辣发物,以免生热动风,而加重病情。肝火头痛者,可用冷毛巾敷头部。因痰浊所致者,饮食宜清淡,勿进肥甘之品,以免助湿生痰。精血亏虚者,应加强饮食调理,多食脊髓、牛奶、蜂乳等血肉有情之品。各类头痛患者均应禁烟戒酒。此外,尚可选择合适的头部保健按摩法,以疏通经脉,调畅气血,防止头痛发生。

(张建福　李　旭　刘玉明)

## 近　视

近视是一种屈光不正的眼病,指眼在无调节状态下,外界物体发出的平行光线经屈光系统屈折后,所形成的焦点落在视网膜之前,而在视网膜上形成一个弥散环,看远处目标不清楚。近视严重影响青少年的学习和日常生活。近视多发生在青少年时期,遗传因素有一定影响,但其发生和发展与灯光照明不足、阅读姿势不当、近距离工作较久等有密切关系。近视最突出的症状是远视力降低,但近视力可正常。

中医认为,近视是以视近清晰、视远模糊为主症的眼病。本病形成的病因多与学习工作环境光线昏暗,书写阅读体位不正,目标距眼不适中,持续近距离使用目力时间过长,竭视劳瞻和先天遗传有关。其病机多系心阳衰微,阳虚阴盛,目中神光不能发越于远处,或肝肾两亏,目失濡养,以致神光衰微而成近视。

**1. 中成药治疗**

可根据情况服用复明片、杞菊地黄口服液、杞明胶囊、杞菊地黄丸等。

**2. 单偏验方**

●菊花、决明子、麦冬、枸杞子各 30 克,各用 1 克,各单包,用开水泡,每日饮 6 次。

●党参、黄芪、白术、麦芽各 80 克,升麻、远志各 30 克,石菖蒲 40克,当归、茯神、川芎各 50 克,蔓荆子 35 克。共研细末,装瓶备用。每次 6 克,每日 3 次口服,30 日 1 个疗程。

●乙醇棉球消毒局部,用王不留行籽以胶布贴压于选定的耳部眼、神门、内分泌、脑、心、脾、肝、肾、胃穴上,用拇指、食指轻轻按压贴压的耳穴数次,手法由轻缓到重,以能耐受为度。每次按压 1 分钟,每日主动按压 3 次,每周更换 2 次,双耳交替贴压。4 周为 1 个疗程。

**3. 药膳食疗**

●猪肝 100 克,猪心 150 克,枸杞子 20 克,谷精草 20 克,菟丝子10 克,龙眼肉 15 克,白菊花 12 克。将原料放入锅内,武火煮滚,后用文火煲 1 小时,饮汤。

●核桃仁(微炒去皮)300 克,大枣(去核)250 克,枸杞子 150 克,与鲜猪肝 200 克同切碎,放瓷盆中加少许水,隔水炖半小时后备用。每日取 2～3 汤匙,打入 2 个鸡蛋,加糖适量蒸为羹。本方有益肾补肝,养血明目的作用。可治疗近视,视力减退,或伴有头昏健忘,腰膝酸软等症者。

●赤小豆、扁豆、花生仁、薏苡仁、核桃肉、龙眼、莲子、大枣各 30 克,粳米 500 克,加水煮粥,拌糖温食。具有健脾补气,益气明目之功用。可治疗近视,不耐久视,寐差纳少,消化不良等。

### 4. 推拿按摩

将两眼自然闭合,然后依次按摩眼睛周围的穴位。

揉天应穴:用双手拇指轻轻揉按天应穴(眉头下面,眼眶上角处)。

挤按睛明穴:用一只手的拇指轻轻揉按睛明穴(鼻根部紧挨两眼内眦处)先向下按,然后又向上挤。

揉四白穴:用双手食指揉按面颊中央部的四白穴(眼眶下缘正中直下一横指处)。

按太阳穴,轮刮眼眶:用双手拇指按压太阳穴(眉梢和外眼角的中间向后一横指处),然后用弯曲的食指第二节内侧面轻刮眼眶一圈,由内上→外上→外下→内下,使眼眶周围的攒竹、鱼腰、丝竹空、球后、承泣等穴位受到按摩。对于假性近视,或预防近视眼度数的加深有好处。

### 5. 预防调护

●室内要有良好的照明条件,桌椅要高低适宜,即在端坐时眼距桌面 30~35 厘米。

●不要在阳光直射下或暗处看书,不要躺着、趴着或在走动时看书,以防增加眼的疲劳。

●建立眼保健制度,定期检查视力,对视力低下者应及时采取有效措施。

●注意用眼卫生,阅读时注意眼睛与书的距离,姿势要端正,不能躺着看书或边走边看;注意阅读的照明光线要充分,阅读写字连续 40分钟应休息,视远,不能沉溺于游戏机、电视之中。

●坚持每天做眼保健操、晶体操(有节奏地快速交替看远看近);自我穴位按摩(睛明、攒竹、鱼腰、丝竹空、承泣、四白等)。

●注意饮食习惯及营养搭配,多吃蔬菜和水果,多喝小米粥,避免钙等微量元素缺乏,不可偏食。

(张建福 廖宏伟)

### 夜 盲

夜盲是指夜间或白天在黑暗处不能视物或视物不清,对弱光敏感度下降,暗适应时间延长的重症表现。主要症状为白天视觉几乎正常,黄昏时光线渐暗则视物不清,又名"雀目","雀盲","雀目眼"。

夜盲的根本原因是视网膜杆状细胞缺乏合成视紫红质的原料或杆状细胞本身的病变,在夜间或光线昏暗的环境下视物不清,行动困难。有:①暂时性夜盲。由于饮食中缺乏维生素 A 或因某些消化系统疾病影响维生素 A 的吸收,致使视网膜杆状细胞没有合成视紫红质的原料而造成夜盲。这种夜盲是暂时性的,只要多吃猪肝、胡萝卜、鱼肝油等,即可补充维生素 A 的不足,很快就会痊愈。②获得性夜盲。往往由于视网膜杆状细胞营养不良或本身的病变引起,常见于弥漫性脉络膜炎、广泛的脉络膜缺血萎缩等,这种夜盲随着有效的治疗可逐渐改善。③先天性夜盲。系先天遗传性眼病,如视网膜色素变性,杆状细胞发育不良,失去了合成视紫红质的功能,所以发生夜盲。

中医认为夜盲由脾胃虚弱导致肝血亏虚或肾阴不足,缺乏维生素 A 所致,主要症状是夜晚或在黑暗处视物不清。命门火衰也会发生夜盲。脾胃虚弱之夜盲,多见于小儿,伴有腹大、面黄肌瘦、头发稀疏,白天视力正常而夜间或光线暗弱处则不能见物等症状。命门火衰者,初则夜盲,视力逐渐下降,并伴有头晕无力、畏寒怕冷、进食不香、遗精阳痿、苔白脉、细无力等症状。

**1. 中成药治疗**

(1)明目地黄丸。滋肾养血明目,治肝肾阴虚,目涩羞明,视物模糊,迎风流泪。

(2)右归丸。温补肾阳,填精明目,治命门火衰,目暗不明,形寒肢冷。

### 2. 药膳食疗

●新鲜鲫鱼洗净清炖,食鱼饮汤。鱼类含有丰富的维生素 A,最宜夜盲症患者食用,还可以预防夜盲、眼干燥症和各种角膜炎。

●鲜菠菜 60～90 克,猪肝 120 克,同煮汤食。能提高视力,可治夜盲、视力减退。

●猪肝、胡萝卜、葱花、盐各适量,共煮至肝熟,食饮数次。补肝养血,清热明目。用治夜盲症及小儿干眼症。

●鸡肝 2 副,谷精草 15 克,夜明砂 10 克。将鸡肝洗净,同谷精草、夜明砂放入盆中,加少量清水隔水蒸熟。吃肝饮汁。清热明目,养血润燥。多吃有效,可治夜盲症、干眼症。

### 3. 推拿按摩

用拇指和中指、食指按揉眼眶周围数次,使皮下有热感为宜。然后点按睛明、丝竹空穴,每穴 1 分钟。然后点按揉摩肾俞、肝俞、脾俞穴,以皮肤红、透热为宜。

### 4. 预防调护

改善饮食,多吃含维生素 A 的蔬菜及水果、鱼肝油等。要多做户外运动,多接触阳光。注意卫生,预防全身性疾病。对于病情严重的患者,夜间应安静卧床。

（张建福　郑　雨　廖宏伟）

## 耳鸣耳聋

耳鸣耳聋都是听觉异常的症状。以病人自觉耳内鸣响,如闻蝉声或如潮声,声响或细或暴,妨碍听觉的称耳鸣;听力减弱,妨碍交谈,甚至听觉丧失,不闻外声者称为耳聋。

耳聋耳鸣常见于各科的多种疾病过程中,也可单独成为一种耳部疾病。西医的耳科病变(如中耳炎、鼓膜穿孔),急性热性传染病(如猩红热、流行性感冒),颅内病变(如脑肿瘤、听神经瘤),药物中毒以及高血压、贫血、神经衰弱等疾病,均可出现耳鸣耳聋。

耳鸣是听觉功能的紊乱现象,也是听分析器对适宜的和不适宜的刺激所产生的反应,可分为耳源性和非耳源性耳鸣。耳源性耳鸣是指引起耳鸣的病变部位限于听觉系统之内,包括:①外耳病变。外耳道耵聍栓塞或外耳道肿物、异物等。②中耳病变。中耳炎,耳硬化症,鼓室内占位性病变,颈静脉球高位或颈静脉球体瘤等。③内耳病变。噪声性听力损失,老年性听力损失等。④蜗后及中枢听觉通路病变,如听神经瘤、多发硬化、脑肿瘤、血管病变等。非耳源性是源于听觉系统以外的疾病,如贫血、高血压、肾病等。

听觉系统中传音、感音及听觉传导通路中的听神经和各级中枢发生病变,引起听功能障碍,产生不同程度的听力减退,统称为耳聋。根据听力减退的程度不同,又称重听、听力障碍、听力减退、听力下降等。听觉系统部位的疾病,都会导致耳聋。外耳致聋的疾病有耵聍栓塞、异物、炎症肿胀和发育异常等堵塞了外耳道。中耳炎,鼓膜穿孔,听小骨破坏,咽鼓管通气障碍等是中耳致聋的病症。传导性耳聋的病因有药物中毒、强噪声的突然刺激或长期刺激,高热、抽风、遗传因素、内耳供血障碍、病毒感染、老年退行性变化等。

中医认为,肾开窍于耳,人的肾精充足,则听力正常;肾精不足及风邪侵袭,肝胆火盛,痰火郁结上扰清窍都会导致听力下降。

### 1. 单偏验方

柴胡、龙胆草、黄芩、青皮、胆南星、芦荟、菖蒲、皂角、细辛、青黛、大黄、木通各 50 克,诸药粉碎,用布袋装均匀做枕,夜晚枕睡,间日翻动布袋 1 次,每半月换药 1 次,病愈卸下药枕。主要适用于肝胆火盛之耳聋耳鸣,其他证型可随症更换药物。

### 2. 推拿按摩

先用食指和拇指轻柔地按摩听会穴 5 分钟左右,350～400 次。再两掌搓热,用两掌心掩耳,十指按在后头部,再将食指叠在中指上,敲击枕骨下方,使耳内可闻及类似击鼓的声音。用已搓热的两手掌心捂住两耳,手掌完全盖住,然后两掌突然松开,这样重复捂耳 30次。用食指和拇指,先从上至下按捏耳郭,然后从下至上按捏,这样反复按捏至双耳有发热感,共按捏耳郭 100 次。

### 3. 贴敷熨灸

选取主穴听宫、翳风、听会、侠溪、中渚,肝胆火盛加行间、合谷、丘墟,外感风热加风池、合谷、曲池,肾虚加太溪、肾俞、关元,气虚加脾俞、气海。

按温和灸操作,每日1～2次,每穴灸8～10分钟,7日1个疗程。适用于慢性耳聋耳鸣。

#### 4.预防调护

卧床休息,避免噪声刺激。佩戴助听器,耳机。合理饮食,调畅情志。明确诊断,治疗原发病。

(张建福　郑　雨　廖宏伟)

## 慢性鼻炎

鼻是空气进入呼吸道的开口,具有呼吸、嗅味、助发音等功能。中医认为"鼻为肺之窍",是人体内外空气交换的关口,是吸入清气,呼出浊气的必经之路。慢性鼻炎是由多种原因引起的鼻黏膜及黏膜下组织的慢性炎症性疾病,包括慢性单纯性鼻炎和慢性肥厚性鼻炎,以鼻塞、鼻甲肿胀为主要临床表现。男女老幼皆可发病,无明显季节和地域差别。

慢性单纯性鼻炎典型症状为两侧交替性间歇性鼻塞,侧身睡眠时,朝下侧鼻塞严重。寒冷或静坐时鼻塞加重,天热或活动后症状减轻。流涕一般不多。由于下鼻甲肿胀,阻挡鼻涕自前鼻孔流出,可向后流入咽喉部,使患者常觉多痰或咽部不适。较严重病例,可出现头昏头涨,嗅觉减退,发声呈阻塞性鼻音。慢性肥厚性鼻炎:主要症状为持续性鼻塞,多为两侧,鼻塞程度较单纯性慢性鼻炎重。常有少量黏液浓涕,因前鼻孔流出受阻,常向后流入咽部,致使患者感到咽部有异物不适感。其他症状有嗅觉减退,头昏头涨,记忆力减退,阻塞性鼻音等。

慢性鼻炎可由急性鼻炎失治误治或迁延不愈所致。也因鼻中隔畸形或鼻腔狭窄等局部因素,使鼻腔易沉积吸入的异物妨碍鼻腔引流造成反复感染所致。全身因素如慢性疾病,营养不良,内分泌失调,以及维生素A,维生素C缺乏等也与本病发生有关。气候冷热变化、粉尘、有害的化学物质等环境因素都可造成鼻黏膜损伤,也可形成炎症而诱发本病。

中医学认为，慢性鼻炎系由外感风寒或内火上炎，导致肺失清肃，肺气不宣，肺气郁结，壅塞鼻窍，日久不散，致气血瘀滞，湿浊凝结而成。

**1. 中成药治疗**

●藿胆丸。清风热，通鼻窍，适用于鼻塞不通、鼻干、鼻涕黏等慢性鼻炎。

●鼻炎康片。宣肺通窍，清热解毒，消肿止痛，适用于外感或肺经有热所致的鼻塞流涕、喷嚏失嗅、头胀痛等。

●通窍鼻炎片。扶正固本，祛邪通窍，适用于慢性鼻炎所致的遇冷或遇粉尘即打喷嚏、流清涕者。

**2. 单偏验方**

●血管收缩剂，如1‰麻黄素生理盐水、呋喃西林麻黄素滴鼻液，滴鼻。注意：此类药物不宜久用，以免发生药物性鼻炎。或用中药制剂辛夷花滴鼻液、复方鹅不食草滴鼻液滴鼻。

●荆芥10克，防风10克，羌活10克，独活10克，川芎6克，辛夷6克，生姜3片，煎煮。待煮沸时，将蒸汽吸入，每次30分钟，每日2次，3～5日为1个疗程。用于风寒型鼻炎。

●金银花6克，菊花6克，桑叶10克，薄荷10克，板蓝根15克，连翘6克，煎煮。待煮沸时，将蒸汽吸入，每次30分钟，每日2次，3～5日为1个疗程。用于风热型鼻炎。

●鹅不食草(95%)，樟脑(5%)，冰片(2%)研细末和匀。每次少许吹鼻，每日3次。或者用碧云散吹鼻，每日3～4次。

●辛夷花30克，研磨成末。用时取药适量吹鼻，每日3～5次，3日为1个疗程。

**3. 推拿按摩**

按揉迎香、禾髎、睛明、攒竹、太阳，每穴1～2分钟；用食指桡侧缘直擦鼻柱，透热为度，每日1～2次。

**4. 预防调护**

注意冷暖，预防上呼吸道感染。避免理化因素及环境刺激，加强劳动保护。生活要有规律，适当补充维生素 A 和维生素 C，增强体质。

（张建福　郑　雨　刘玉明）

## 牙　痛

　　牙痛，是口腔科牙齿疾病最常见的症状之一，其表现为牙龈红肿，遇冷热刺激痛，面颊部肿胀等。牙痛大多由牙龈炎、牙周炎、蛀牙或折裂牙而导致牙髓（牙神经）感染所引起的，属于牙齿病的外在反应，有可能是龋齿、牙髓或犬齿周围的牙龈被感染，前臼齿出现裂痕也会引起牙痛，有时候仅是菜屑卡在牙缝而引起不适。另外，牙痛也可能是由鼻窦炎引发。

　　中医认为，风热侵袭，风火邪毒侵犯，伤及牙体及牙龈，邪聚不散，气血滞留，气穴不通，淤阻脉络而为病。大肠、胃腑积热或风邪外袭经络，郁于阳明而化火，火邪循经上炎而发牙痛。肾主骨，齿为骨之余，肾阴不足，虚火上炎亦可引起牙痛。亦有多食甘酸之物，口齿不洁，垢秽蚀齿而作痛者。因此，牙痛主因是气血的通畅与否，与手足阳明经和肾经有关。

　　**1. 单偏验方**

　　●金银花 15 克，连翘 15 克，竹叶 12 克，绿豆衣 12 克，知母 12 克，生地黄 15 克，薄荷 6 克（后下），牛蒡子 10 克。水煎服，每日 1 剂。适用于痛甚而龈肿，兼形寒身热、脉浮数等症风火牙痛者。

　　●生石膏 18 克，生地黄 15 克，牡丹皮 9 克，荆芥 6 克，防风 6 克，青皮 4.5 克，生甘草 3 克。水煎服，每日 1 剂。适用于牙痛甚烈，兼有口臭、口渴、便秘、脉洪等阳明火邪者。

　　●白胡椒 10 克，研成末，加乙醇调成糊状，分 4 次放入牙洞内。

　　●用冰块按摩合谷穴 5 分钟。

　　●乌梅 12 个，分别含于口中，或兼含糖球也可。

　　●露蜂房适量，加纯乙醇适量，点火燃烧。待蜂房烧成黑灰时，用手指蘸灰涂于患牙，一般 4～5 分钟可止痛。

　　●生猪油、新棉花各少许，用棉花裹猪油烤热，咬在患牙痛处片刻，1 次 1 换，反复数次。

●杏仁 15 克(去皮尖)加盐少许,煎汤含漱,每日 3～4 次。注意不要咽下去。

●鸡蛋一枚,将蛋清倒入碗内,加白酒 100 毫升,搅成糊状,睡前服。

●五倍子、花椒各 60 克,雄黄 6 克,共研细末,用纱布包成黄豆粒大小,酒泡装瓶备用。痛时取 1 粒置痛牙上咬 10 分钟即可。

●用棉签或筷子蘸白酒点在牙痛处,会麻醉神经,很快止痛。

●花椒 10 粒,浸在 50 毫升酒内,10 分钟后用口含酒。几分钟即见效,每日 2 次,每次 10 分钟,3～4 日痊愈。治神经性、过敏性牙痛。

●新鲜地骨皮洗净,削嫩皮,在石器中捣碎。水一碗,入地骨皮盖浸片刻,用水含漱,口热即吐。主治虚火牙痛。

●露蜂房 9 克,野菊花 9 克,荷叶 9 克,白芷 6 克,花椒 2 克,用清水 300 毫升煎至 200 毫升时过滤。微温后,取适量含漱,每隔 1 小时 1 次,通常含漱后痛即止。治风火牙痛。

●荜拨(捣碎)、辽细辛、露蜂房、公丁香(杵碎)各 6 克放入砂锅中,加清水 300 毫升,文火煎至约 200 毫升时过滤,储瓶备用。每用温药汁适量含漱,通常含漱后痛即止。治风寒牙痛。

●用湿棉球蘸大黄末塞鼻。左侧患病塞右鼻孔,右侧患病塞左鼻孔,双侧患病则应左右鼻孔交替塞。主治牙痛。

●花椒 120 克,细辛 120 克,白芷 300 克,川芎 300 克,青盐 600 克,食盐 600 克,生石膏 5 000 克,共研极细末。用牙刷蘸药粉少许,代牙膏刷牙,每日 2 次。主治胃火牙痛。

●巴豆 1 粒,大蒜 1 枚,同捣为膏。取膏少许,用适量棉花裹塞于耳中,左牙痛塞右耳,右牙痛塞左耳,8 小时换药 1 次。一般 3～5 分钟即可以止痛,连用 3～5 次病可以痊愈。主治各种牙痛。

● 75%乙醇棉球,或 1%碘酒棉球。棉球捏半干,呈圆锥形,塞满痛侧耳孔。一般塞后 3～5 分钟见效。主治风热牙痛。注意用药后局部有发热、发胀、发凉、发麻等感觉属正常。

●鲜芦根 40 克,洗净泥土,捣烂如泥,取汁滴患侧耳中。主治风火牙痛。

●白矾适量放入杯中,加适量水使之呈饱和溶液,然后滴健侧耳中。主治风火牙痛。

●取合适的体位,将预先准备好的冰敷用具,置患侧的面颊处,每次冰敷 20 分钟左右。主治风火、胃火牙痛。

**2.药膳食疗**

(1)龋齿型牙痛:牙体不断遭受侵蚀出现蛀孔,食物易嵌塞于龋洞,若受冷热酸甜刺激,可引起牙痛。

●香蕉 3 个(去皮),抹盐少许食用,每日 2 次。

●咸鸭蛋 2 枚,干牡蛎 50 克,粳米 60 克。将咸鸭蛋和粳米煮粥,熟时捞起咸鸭蛋去壳,切碎和干牡蛎一起放入粥内,再煮片刻,调味食用。

(2)风热牙痛型:牙齿作痛,咀嚼或轻叩时痛甚,牙龈红肿或溢脓,口渴,舌质红,苔黄,脉浮数。

●香蕉皮 2 个,冰糖 30 克,隔水炖服,每日 3 次。

●鲜丝瓜 300 克,鲜姜 60 克。将鲜丝瓜洗净切段,鲜姜洗净切片,水煎 1 小时饮汤,每日 2 次。

(3)虚火牙痛型:牙齿隐痛或微痛,咬物时疼痛明显,午后疼痛较重,牙龈微红,牙根浮动,咽干,舌质红,脉细数。

●生地 30 克,骨碎补 15 克,猪肾 1 个,加适量盐煎汤,吃猪肾饮汤,每日 2 次。

●生地 30 克,玄参 20 克,鸭蛋 2 个,冰糖 20 克。用清水两碗浸泡生地、玄参 30 分钟;鸭蛋洗净后与生地、玄参共煮;蛋熟后去壳,再放入生地、玄参汤内煮片刻。服时加冰糖调味,吃蛋饮汤。

●麦冬 50 克,天门冬 50 克,大米 100 克。将麦冬、天门冬洗净切碎,同大米加水适量煮粥,每日 1 次。

**3.贴敷熨灸**

可选用中药制剂外敷到患处治疗。主要适用于牙周炎引起的牙齿松动,牙龈萎缩,牙龈红肿出血,口臭,牙石和牙垢堆积以及遇酸、甜、冷、热食物便牙齿酸痛等症状。

**4.预防调护**

注意口腔卫生,养成"早晚刷牙,饭后漱口"的良好习惯。发现蛀牙,及时治疗。睡前不宜吃糖、饼干等类食物。多吃清胃火及清肝火的食物,如南瓜、西瓜、荸荠、芹菜、萝卜等。忌酒及热性动火食品。脾气急躁,容易动怒会诱发牙痛,故宜心胸豁达,情绪安静。保持大便通畅,勿使粪毒上攻。勿吃过硬食物,少吃过酸、过冷、过热食物。

## 口腔溃疡

口腔溃疡,又称为口疮,是发生在口腔黏膜上的浅表性溃疡,米粒至黄豆大小,呈圆形或卵圆形,溃疡面微凹,周围充血,可因刺激性食物引发疼痛,一般1～2周可以自愈。口腔溃疡诱因可能是局部创伤,精神紧张,食物,药物,激素水平改变及维生素或微量元素缺乏。

### 1. 单偏验方

●六神丸1支(30粒)碾碎成粉,加2毫升凉开水浸透成稀糊液备用。清洁口腔,然后用细长棉签蘸上六神丸液涂于溃疡面,以餐前1～15分钟用药为佳。每日3次,睡前加用1次,一般用药5分钟即可起到止痛效果。小溃疡一两天可痊愈,溃疡面较大者5日痊愈。

●将西咪替丁1～2片研成细末,用棉签蘸药粉涂于溃疡面上,10分钟内不要饮水,每日2次。

●口炎散撒敷。

●青黛散撒敷。

●黄连10克,加开水100毫升浸。柿霜10克,儿茶5克,硼砂、青黛各3克,冰片、血竭各1克,共研细末。用消毒棉签蘸黄连浸液清洗口腔内患处,然后撒敷药末,每日4次。适用于心火、胃火型。

●黄连5克,黄柏、乌梅各10克,玄明粉5克。前3味药水煎两次去渣,对入玄明粉,溶化后频频含漱,每日10余次。适用于胃火型。

### 2. 药膳食疗

●鸡蛋打入碗内拌成糊状,绿豆适量放陶罐内冷水浸泡十多分钟,放火上煮沸约1.5分钟(不宜久煮),取绿豆水冲鸡蛋花饮用。每日早晚各1次,治疗口腔溃疡效果好。

● 10%的蜜汁含漱,能消炎止痛,促进细胞再生。

●口腔洗漱干净,再用消毒棉签将蜂蜜涂于溃疡面上,涂擦后暂不要饮食。15分钟左右,可将蜂蜜连口水一起咽下,再继续涂擦,每天可重复涂擦数遍。

●服用硫酸锌片或12%硫酸锌糖浆,成人每次80毫克,每日3次,一般连用5~7日即可痊愈。

●取银耳、黑木耳、山楂各10克,水煎,喝汤吃耳,每日2次,可治口腔溃疡。

### 3.贴敷熨灸

●吴茱萸、肉桂等量打粉,用姜汁调成糊状,夜晚睡前贴于双足涌泉穴,纱布外包,晨起揭掉。1周为1个疗程。

●吴茱萸末3克或生附子(烘干研末),醋适量。用醋调药末如膏,敷于双足心涌泉穴,每日换药1次,5~7日为1个疗程。本法有引火下降或引虚火归元的作用,适用于各种症型,尤其是反复发作性的尤佳。用细玻璃管或麦秆撮取药末,均匀吹布于疮面,也可以消毒棉签涂抹患处,每日2~3次。适用于心火、胃火型。

●细辛烘干研末,用甘油或陈醋调药末成膏状,纱布包裹,贴于脐上,外用胶布固定。适应于虚火、浮火型。

### 4.预防调护

保持口腔清洁。清淡饮食,避免辛辣食物刺激。

(张建福　廖宏伟　刘玉明)

## 梅核气（慢性咽炎）

中医所说的"梅核气"属于咽喉部位的异常感觉,以咽喉异物感如梅核梗阻,咯之不出,咽之不下,时发时止为特征,与七情郁结、气机不利有关。本病相当于咽部神经官能症。梅核气的形成可归结为两点:一为"气",一为"痰"。情志抑郁,肝气郁结,则气机阻滞;肝气横逆犯脾,脾失健运,水湿运化失调则生痰;痰气互结于咽喉,导致本病的发生。

梅核气又有梅核、梅核风之称,多见于中年女性。症状轻重变化频繁而无规律,一般在进食、工作、学习、谈笑等精神移注他处时,异物梗阻症状明显减轻乃至消失。但由于咽喉的异物感,常令患者忧心忡忡,精神负担过重,甚至有严重的恐癌心理,以致影响正常的工作和生活。

**1. 中成药治疗**

●逍遥丸。小粒丸剂,每次服 8 克,每日 3 次。大蜜丸每次 1 丸,水蜜丸每次～15 克,每日 2 次。

●丹栀逍遥丸。每次 8 丸,每日 2 次。

●保济丸。每次服 1 小支,每日 3 次。

●陈夏六君子丸。小蜜丸每次 9 克,水蜜丸每次 6 克,每日 3 次。

**2. 单偏验方**

●玄参 20 克,大青叶 15 克,牛蒡子 10 克,金银花 15 克,桔梗 6 克,甘草 6 克,薄荷 9 克。煮水雾化吸入,每日数次。

●生地、玄参、大青叶各 10 克。煎水放冷,喝一口含在口中,停半分钟漱口吐出,再含第二口,如此反复数次。可连续应用,直至病愈。

**3. 推拿按摩**

解开衣领正坐,仰头伸颈,用手蘸盐水提拧推擦颈部两侧之胸锁乳突肌,动作要快,反复 30～50 次,至皮肤呈紫红色为止。应随时用盐水扑打施术部位,以免损伤皮肤。一般 1 次即可减轻症状,可视病情连用 3～5 次。

**4. 贴敷熨灸**

●将商陆根煨热,布包后热煨头部、颈部,药袋冷则更换。每日 2 次,1 次 20 分钟,可连用 7～10 日。

●紫金锭 30 克,三七 15 克,共研极细末,分 3 次醋调敷于颈前喉结节上方凹陷处,用纱布覆盖,胶布固定,并用醋经常保持湿润。隔日换药 1 次。

**5. 预防调护**

解除思想顾虑,增强治疗信心。少食煎炒炙煿辛辣食物。加强体育锻炼,增强体质,或用咽喉部的导引法进行锻炼。

(张建福 刘亚东 刘玉明)

## 胃　痛

胃痛又称胃脘痛。上腹部,胸骨下窝凹陷,肚脐上方靠近心窝处,左侧偏中上部分的疼痛,最有可能是胃痛。当然也有可能是食管、十二指肠、胆、肝或胰等疾病引起的一种病症。胃不适伴随症状繁多,如打嗝、胀气、恶心、呕吐、腹泻、嗳气、泛酸、胸闷等。如果伴随胸闷烧心、吐酸水、打嗝等症状,可能是食管疾病;假如伴随空腹疼痛、饱胀饿痛、打嗝具酸味,甚至吐血等症状,可能是胃溃疡;但如果有打嗝、黄疸、发热等症状,可能与胃无关,或是胆囊的问题。因此不能忽视腹痛所伴随的各种症状。疼痛反复发作或骤然疼痛,有胀痛、热痛、冷痛、绞痛、隐痛等,多与饮食不节、劳累、受寒有关。本病与西医所说的急慢性胃炎、胃及十二指肠溃疡、胃黏膜脱垂、胃痉挛、胃神经官能症等相类似。导致胃痛的原因有很多,包括工作过度紧张,食无定时,吃饱后马上工作或做运动,饮酒过多,吃辣过度,经常进食难消化的食物等。胃痛可能有若干因素,但大多数是由胃酸反流引起的,也就是原本在胃内的液体逆流入食管。这些消化液中含有氢氯酸,即盐酸,食管无保护层,易被酸蚀。大吃大喝被大家认为是引起胃痛最常见的原因。胃痉挛也产生胃痛,精神原因、生气、精神紧张、压力过大等都可能引起胃脘痛。

1. 单偏验方

●鲜姜 500 克(细末),白糖 250 克,腌在一起。饭前吃,每日 3 次,每次吃 1 勺(普通汤匙)。坚持吃 1 周,一般都能见效,继续吃,直至好为止。

●二锅头 50 克,倒在茶盅里,打 1 个鸡蛋,把酒点燃,酒烧干鸡蛋熟,早晨空胃吃。轻者吃 1～2 次可愈。注意鸡蛋不加任何调料。

●冬末春初,遇阴冷天或饮食不当,常泛胃酸,吃一个或半个大苹果,胃即舒服。

●青木香研粉,每服 3～5 克,每日 2～3 次。有理气止痛作用。

●焙鸡蛋壳研细,每服 3 克,每日 2～3 次。有制酸止痛作用。

●炙乌贼骨 375 克,延胡索 125 克,枯矾 500 克,蜂蜜 200 克。制成片剂,每片重 0.7 克,每服 5～7 片,每日 3～4 次,3 个月为 1 个疗程。治疗溃疡病胃痛,吐酸,出血。

●生麦芽 30 克,白芍、茯苓各 15 克,海螵蛸 12 克,苍术、陈皮、厚朴、神曲、鸡内金、生姜各 10 克,桂枝、延胡各 6 克,吴茱萸 4 克,龙胆草 3 克,大枣 4 枚。水煎服,每日 1 剂,日服 3 次。治胃纳不佳,胃脘疼痛,呕恶泛酸。

●用棉球浸止痛灵药液 100 毫升,涂擦胃痛局部,涂擦范围比痛区稍大,每日 3~4 次,疗程可根据胃痛时间而定。可用于胃及十二指肠溃疡疼痛。

●三棱、莪术、水仙子、红花各 15 克,艾叶 45 克,肉桂、木香、草果、丁香各 10 克,高良姜 12 克,砂仁 6 克,诸药研末。用柔软的棉布折成 20 厘米见方的布兜,内铺一层薄棉花,将药均匀撒上,外层加一块塑料薄膜,然后用线密密缝好,防止药物堆积和漏出,日夜兜在胃脘部。一般于立冬开始,翌年春分除去。药末 1~2 个月换 1 次。适用于瘀血型胃痛,治疗消化道溃疡、胃下垂、慢性胃炎均有效。

●荜拨、干姜各 15 克,甘松、山奈、细辛、肉桂、吴茱萸、白芷各 10 克,大茴香 6 克,艾叶 30 克,研末。用柔软的棉布折成 20 厘米见方的布兜,内铺一层薄棉花,将药均匀撒上,外层加一块塑料薄膜,然后用线密密缝好,防止药物堆积和漏出,日夜兜在胃脘部。一般于立冬开始,翌年春分除去。药末 1~2 个月换 1 次。适用于脾胃虚寒型胃痛,治疗消化道溃疡、胃下垂、慢性胃炎均有效。

●取耳穴胃、脾、皮质下、十二指肠、交感穴为主穴,情志不畅配肝,伴呕恶嗳气配任脉,痛剧配神门。每次主穴用 3 个,配穴用 1~2 个。治疗时先用探针在所选穴位区探寻压痛敏感点,然后把王不留行籽对准穴位,准确地用胶布贴在每个敏感点上。每天每穴按压 5 次,每次 4 分钟,隔日贴 1 次,10 次为 1 个疗程。主治慢性胃痛。

●雄黄、硼砂、精玄明粉、冰片各等份,麝香少许,混合研为极细末,装瓶密封。用时取药 0.1~0.3 克,点双眼内眦,每日 4~6 次。点眼后麻辣泪流过腮即愈。主治气滞胃痛,胃寒所致胃脘绞痛。

●巴豆壳、烟叶、荷叶各适量,切细丝后拌匀,用薄纸卷成烟点着,像吸烟样轻轻大口深吸,吸入后腹内可有漉漉样响声,继之肛门矢气,疼痛即可缓解。主治食积气滞型胃痛。

2.**药膳食疗**

●莲子 30 克,大米 100 克,按常法煮粥,每天食用,连续服 1 个月。适用于脾胃虚弱者食用。

●银耳20克,大枣10克,糯米150克,按常法煮粥食用。适用于脾胃虚弱导致的胃痛患者。

**3. 推拿按摩**

●一手中指和拇指分别放在另一手的外关穴和内关穴上,用力按压1分钟。双手交替进行。可起到理气调胃的功效。

●将右手半握拳,拇指伸直,指腹紧贴在中脘穴,适当用力按揉1分钟。可起到止痛止吐和胃的功效。

●双手握拳,将拳背第二、第三掌指关节放于脾俞、胃俞穴上,适当用力揉按1～2分钟。可起到健脾和胃的功效。

●一手拇指与食指、中指对合用力拿捏对侧肩井穴1～2分钟。双肩交替进行。可起到松弛肌肉,通经络的功效。

●双手拇指指尖放在同侧足三里穴上,其余四指附在小腿后侧,适当用力掐按2～3分钟。经常按摩此处能够起到补气健脾和胃,调理气血之功效。

●一手拇指指腹按在对侧手三里穴处,其余四指附在穴位对侧,适当用力按揉1～2分钟。双手交替进行。有调理胃气的功效。

●将左手掌心放在右手背上,将右手掌根放在上腹部,适当用力做顺时针环形摩动5分钟,以上腹部有温热感为佳。能起到理气,宽胸,健脾,和胃之效。

●双手四指并拢,分别放在同侧剑突旁,沿季肋分推5分钟。有理气和胃,调畅气机兼止痛的功效。

●鲜姜30克,香附15克。将生姜捣烂,香附研成细粉,装茶杯或保温杯中冲入开水,竹筷搅匀,用毛巾蘸药在胃脘部上下左右轻轻摩擦20分钟,每日2次,3日为1个疗程。适应于阴虚胃疼。

**4. 拔罐刮痧**

取穴胃俞、中脘、足三里、内关、脾俞、公孙、梁丘、三阴交等。可使用3种拔罐方法:①坐罐,即将火罐吸附在皮肤上并留罐10～15分钟。②闪罐,即将火罐吸附皮肤后,立即将火罐拔下,然后再吸附再拔,反复吸拔,直至皮肤潮红为止。③走罐,选用较大口径的玻璃罐,先在所选部位和罐口涂抹润滑剂,待火罐吸住后,用手扶住罐,慢慢用力来回上下推动,直至皮肤潮红,充血或瘀血时,将罐取下。每日 1 次,症状明显缓解后,改 2 日施术 1 次。拔罐疗法能有效地缓解疼痛,消除疲劳,同时对许多疾病有很好的治疗作用。

### 5. 贴敷熨灸

●连须葱头 30 克,生姜 15 克,共捣烂炒热,装入布袋,热熨胃脘部,药袋冷即更换。每日 2 次,每次 30 分钟,或以疼痛缓解为度。

●肉桂 50 克,干姜 50 克,香附 80 克,高良姜 80 克,荜拨 40 克,木香 40 克,丁香 15 克,肉豆蔻 30 克,茯苓 50 克,附子 30 克。风干研末,装入布包,将药包摩擦发热后敷在胃脘部。每日一换,7 日为 1 个疗程。一般需 1～2 个疗程,重者 2～4 个疗程。主治寒凝气滞和脾胃虚寒型胃痛。

●麝香暖脐膏烘热,敷于神阙穴,每日 2 次,痛止即停用。主治寒性胃痛及虚寒胃痛,气滞胃痛。

●射干、香附、蜘蛛香各 10 克,捣烂,敷在前心窝鸠尾穴,冷痛热敷,热痛冷敷。

●雄黄 15 克,青黛 30 克,密陀僧 30 克,铅粉 15 克。共研细末,用蛋清调匀,敷在痛处,适用于胃痛并有热感者。

●栀子、香附、郁金、玄明粉、大黄各 30 克,黄芩、甘草各 15 克,滑石 60 克。共研细末,加姜汁调糊状,敷于痛处。本方适用于肝气犯胃,饮食停滞的胃痛。

●艾叶一把揉成艾绒,用酒炒热,纱布包裹,敷脐,外加热水袋热敷脐部,直至疼痛缓解为止。主治寒凝气滞胃痛。

●艾条 2 根,取中脘、胃俞、梁门、足三里,按温和灸法操作。每穴灸 15～20 分钟,每日 2～3 次,直至疼痛缓解为止。

### 6. 洗浴熏蒸

温泉水、食盐泉水、碳酸氢钠泉水、硫黄温泉水、氡泉水等。每次洗浴 0.5～1 小时,每日 1 次,10 次为 1 个疗程,一般需 1～3 个疗程。主治各种原因引起的慢性胃炎。

### 7. 预防调护

●多食清淡,少食肥甘。谨防食物过酸、过甜、过咸、过苦、过辛,不可使五味有所偏嗜。

●有吸烟嗜好的患者,应戒烟。长期胃痛的患者每日三餐或加餐均应定时,间隔时间要合理。

●急性胃痛患者应尽量少食多餐,平时应少吃或不吃零食,以减轻胃的负担。平时饮食应供给富含维生素的食物,以利于保护胃黏膜和提高其防御能力,促进局部病变的修复。并注意运动和休息。

●饮食有节,防止暴饮暴食,宜进食易消化的食物,忌生冷、粗硬、酸辣刺激性食物。

●要有良好心态,尽量避免烦恼、忧虑,保持乐观情绪。

(张建福 孔 超 廖宏伟)

## 慢性胃炎

慢性胃炎系指不同病因引起的各种慢性胃黏膜炎性病变,是一种常见病,其发病率在各种胃病中居首位,常见的有慢性浅表性胃炎、慢性糜烂性胃炎和慢性萎缩性胃炎。可有黏膜肠上皮化生,常累及贲门,伴有 G 细胞丧失和胃泌素分泌减少;也可累及胃体,伴有泌酸腺的丧失,导致胃酸、胃蛋白酶和内源性因子的减少。

慢性胃炎缺乏特异性症状,症状的轻重与胃黏膜的病变程度并非一致。大多数患者常无症状或有程度不同的消化不良症状,如上腹隐痛、食欲减退、餐后饱胀、泛酸等。慢性萎缩性胃炎患者可有贫血、消瘦、舌炎、腹泻等,个别患者伴黏膜糜烂者上腹痛较明显,并可有出血,如呕血、黑便。症状常常反复发作,无规律性腹痛,疼痛经常出现于进食过程中或餐后,多数位于上腹部、脐周,部分患者部位不固定,轻者间歇性隐痛或钝痛,严重者为剧烈绞痛。

1. **药膳食疗**

●薏苡仁、芡实各 30 克,大枣 5 个(切),加两大碗水,浸泡一夜,晨起熬粥食。

●怀山药 30 克,小米一把,大枣 5 个(切),加两大碗水,大火烧开,小火熬粥食。

●莲子 30 克,百合 15 克,麦仁 2 把,加两大碗水,大火烧开,小火熬粥食。

●西洋参 10 克,枸杞子 10 克,玫瑰花 5 朵,代代花 5 朵,大枣 2

个,加沸水冲泡,待温后代茶饮。

●高良姜 5 克,陈皮 5 克,山楂 5 克,太子参 5 克,大枣 2 个,加沸水冲泡,待温后代茶饮。

### 2.贴敷熨灸

●吴茱萸、肉桂、丁香、高良姜各等份,打成细粉。生姜搅汁与适量药粉混匀,贴于肚脐处,2～4 小时揭下。

●艾炷 15 壮。取膏肓、厥阴俞(双)、膻中、中脘、肾俞(双)、气海、足三里(左)穴,分 2 天施灸,每次 5 穴,自上而下,先背后腹,顺序施灸。每穴 3 炷,灸炷如半粒枣核大,按瘢痕灸法施灸(用手缓缓拍击按摩周围皮肤,以减轻灼痛),待灸火自灭后再连续灸第二、第三炷,灸法同前。灸后第二日,灸处发疮,第四日各穴灸疮脓水甚足,每日用薄荷、赤皮葱各 3 克(疼痛加黄连 1.5 克,)煎汤洗涤灸疮,每日 2 次,1 个月后各灸疮先后结痂。主治虚寒性胃痛。

### 3.预防调护

生活用餐要有规律,避免饥饱不匀用餐。常喝开水。忌烟酒。保持乐观情绪,勿生闷气。

(张建福　廖宏伟　刘玉明)

## 腹　痛

腹痛是由于各种原因引起的腹腔内外脏器的病变,病因较多,临床表现不一。从疼痛的部位来讲,腹痛的部位常为病变的所在:胃痛位于中上腹部,肝胆疾患疼痛位于右上腹,急性阑尾炎疼痛位于麦氏点,小肠绞痛位于脐周,结肠绞痛常位于下腹部,膀胱痛位于耻骨上部,急性下腹部痛也见于急性盆腔炎症。疼痛的性质和程度因部位不同而不同。胃肠道溃疡穿孔常突然发生,有刀割样的剧烈,烧灼样持续性中上腹痛;胆绞痛、肾绞痛、肠绞痛也十分剧烈,患者痛苦难安;剑突下有钻顶样痛是胆道蛔虫梗阻的特征;持续性并广泛性剧烈腹痛常见于急性弥漫性腹膜炎;脊髓痨胃肠危象表现为电击样剧烈绞痛。诱发、加剧或缓解疼痛的因素也不同,急性腹膜炎腹痛在静卧时减轻,腹壁加压或改变体位时加重;肠绞痛时患者常喜按,胆绞痛可因脂肪餐而诱发;暴食是急性胃扩张的诱因,暴力作用常是肝、脾破裂的原因;急性出血性坏死性肠炎多与饮食不洁有关。

**1. 单偏验方**

●胡椒 3 克,乌药 30 克(醋制),白矾 12 克。共研细末,醋和荞面为丸,如梧桐子大,每服 20 丸,米汤送下。

●炮姜 15 克,青盐 9 克。共研细末,每服 6 克,开水冲服。

●茶叶 2 克,红糖 10 克。沸水冲泡,趁热饮用。用于受寒腹痛,小腹冷痛。

●淡菜用黄酒浸泡,和适量韭菜煮食。每日 1 次,疗程不限,有补肾助阳之功效。用于妇女小腹冷痛。

●花椒 15 克熬水一碗喝下,立即止痛。

●细辛、皂角各等份,共为末,蜂蜜炼至滴水成珠状,掺入药粉,按3:7混匀,制成条状,塞肛门。主治虫疾腹痛。

●取耳穴腹痛点、脾俞点,将王不留行籽或白芥子置于 0.3 厘米×0.5 厘米的胶布上,贴于双侧耳穴上,半小时按压 1 次,每次按压 5 分钟。用于各种原因所致的腹痛。

●枯矾适量研末,用纸做成药捻,每根药捻重 3～5 克。每早取药捻蘸油点燃后熏脐。主治脐腹冷痛。

**2. 药膳食疗**

●生姜 15 克(打碎),放碗内,入沸热粥,加盖焖片刻,加盐调味服食。适用于寒邪内阻型腹痛。

●大黄 15 克,用沸水 200 毫升泡 15 分钟,加蜂蜜适量,代茶饮用。适用于湿热壅滞腹痛。

●黄芪 20 克,高良姜 6 克(研末),糯米 100 克,红糖适量。将黄芪与糯米煮熟,再加入高良姜末及红糖煮片刻,趁热服食。适用于中虚腹痛。

●干姜 3 克,高良姜 3 克,粳米 60 克。先煎干姜,高良姜取汁去渣,再入粳米同煮为粥。早晚各 1 料。适用于脾胃虚寒型腹痛。

**3. 推拿按摩**

●患者俯卧,术者用掌根沿脊柱胸段两侧进行推按。

●用一指禅法沿足太阳膀胱经点推,并重点点按脾俞、胃俞、三焦俞、阳纲及意舍穴。

●患者仰卧位,术者以手掌平放在腹部,沿任脉自上而下推按8~10次,以腹部皮肤潮红发热为度。

●右手掌心放在左手背上,将右手掌心紧贴在关元穴,适当用力按揉1~2分钟,可起到益肾助阳、调畅气机的作用。

●两手由上而下顺序拿捏腹部两侧的肌肉1~2分钟,可起到益气和胃、调畅气血的作用。

●取俯卧位,身体自然放松。术者将双手掌根紧贴于患者的腰骶部,横行推按1~2分钟,以腰骶部发热为度,有促进腰部血液循环、补肾壮阳、疏通经络的作用。

**4. 拔罐刮痧**

●用拔罐的方法在神阙穴(肚脐)上留罐15分钟,留罐5分钟左右时即可发挥止痛的效果。

●取中脘、天枢、足三里、三阴交等穴,以闪火法拔罐。

●用表面光滑的瓷勺,在上面涂上茶油或香油(或温水代替)等润滑剂,分别刮拭:①背部,以双侧膀胱经以出现痧痕为度。②腹部,由中脘至关元穴段,以出现痧痕为度。③上肢部,双侧内关穴。④下肢部,双侧梁丘、足三里、上巨虚、三阴交穴段。自上而下,自内向外反复刮,直至皮肤出现红紫条块为止。每日2次。

**5. 贴敷熨灸**

●艾叶适量,用醋炒热,布包敷于神阙穴及痛处。适用于寒痛,虚实痛。

●野菊花茎叶适量,冷饭适量,共捣烂成饼状,贴于神阙穴。适用于热性腹痛。

●用一片橘皮敷在肚脐上,再用半斤盐炒热(注意不要太烫),敷在橘皮上,可立即止痛。

●取足三里(双)、中脘穴,艾绒少许,放在金属盒盖内,加适量十滴水,用酒精灯加温,1~2分钟,用手取出艾绒,以不烫手为度,放在以上穴位上,用胶布压盖固定,或加贴神阙穴。每日1次,3~4次腹痛可消失。可用于各型腹痛。

### 6.预防调护

●夏季勿过食生冷,贪凉露宿,或冒暑劳作,以防暑热,寒湿入侵。适寒温,调情志。

●寒痛者要注意保温,虚痛者宜进食易消化食物,热痛者忌食肥甘厚味和醇酒辛辣,食积者注意节制饮食,气滞者要保持心情舒畅。

●饭后勿急跑或做其他剧烈活动,勿暴饮暴食。腹痛患者当注意休息,保持心情舒畅,可少食多餐,忌食一切油腻坚硬之物。

●运动时应避免精神紧张,充分做好准备活动,注意循序渐进加大运动量,量力而行。此外,剧烈运动前,既不要吃得过饱,不要吃平时不习惯的食物,也不要饿着肚子参加运动,一般在饭后 1 小时后进行运动为好。

（张建福　孔　超）

## 胆囊炎

胆囊炎是一种较常见的疾病,主要由胆囊管梗阻和细菌感染引起。根据其临床表现可分为急性和慢性两种类型,常与胆石症合并存在。胆囊炎的发病率非常高,发病人群以肥胖者、中年人为多。

胆囊内结石突然梗阻或嵌顿胆囊管是导致急性胆囊炎的常见原因。急性胆囊炎临床表现是右上腹持续性剧烈疼痛、绞痛,阵发性加剧,可向肩背部放射,伴有发热、黄疸、恶心、呕吐、右上腹腹肌紧张,压痛明显,饱餐、进食肥腻及不洁食物常诱发发作,夜间发作常见。慢性胆囊炎多由急性转变而来,是胆囊持续的反复发作的炎症过程,常有胆囊结石存在,主要临床表现为腹胀、嗳气和厌食油腻等消化不良症状,右上腹部有轻度压痛。慢性胆囊炎如能积极治疗,大部分患者的病情能够得到控制。部分患者因治疗不彻底或机体抵抗力降低,可引起反复发作。少数长期慢性胆囊炎及合并胆道结石阻塞的患者,可引起急性胰腺炎或胆汁性肝硬化的发生。

胆囊炎、胆石症在中医学中属于"胁痛"范畴。其病因病机为情志不畅,肝胆郁结,或饮食不节,湿热内生,熏蒸肝胆。情志不遂,情志抑郁或暴怒伤肝,肝胆气滞,疏泄不利,气阻络痹,而致胁痛。"肝郁胁痛者,悲哀恼怒,郁伤肝气。"饮食不节、过食肥甘或暴饮暴食,以致湿热之邪蕴结于肝胆,使肝胆失于疏泄条达,而引起胁痛。

临床上常分为三型:①气郁型。右上腹隐痛,时作时止,口苦咽干,不思进食,可伴有轻度黄疸,舌苔薄白,脉弦。②湿热型。起病急,右上腹持续绞痛,阵发性加剧,腹痛拒按,伴寒战、高热、黄疸,便秘尿赤,舌红苔黄,脉弦滑而数。③脓毒型。持续性上腹剧痛,右上腹或全腹肌紧张拒按,高热寒战,黄疸,出血,神志淡漠,甚则昏迷,舌红绛,脉弦数。

**1. 中成药治疗**

●消炎利胆片。疏肝利胆,消炎止痛,每次 6 片,每日 3 次。用于急性胆囊炎,胆道炎。

●胆石通胶囊。利胆消炎,清热排石。每次 4～6 粒,每日 3 次。用于胆囊炎及伴有胆石者。

●舒肝止痛丸。疏肝理气止痛。每次 1 丸,每日 3 次。用于气滞型胁痛。

●茵栀黄注射液。疏肝利胆,清热利湿。10～20 毫升入 500 毫升 10％葡萄糖注射液中,静脉滴注,每日 1 次。用于湿热性黄疸。

**2. 单偏验方**

●玉米须、蒲公英、茵陈各 30 克,加水 100 毫升,煎去渣,加白糖适量,温服。每日 3 次,每次 250 毫升。

●取王不留行籽,在耳穴压痛点上敷贴,每日或隔日 1 换,10 次为 1 个疗程。主治胆区疼痛。

**3. 推拿按摩**

●手掌在脐的周围做顺时针推摩 20～30 次。

●按揉腹部穴位:用拇指或中指指腹按揉章门、梁门、期门穴各 1 分钟。

●推腹部:剑突至小腹部用双手掌根部自上而下推 20～30 次。

●擦两胁:以双手掌部用掌擦法擦两侧胁肋部,以温热为度,3～5 分钟。

●点按背部穴位:右手握拳,用拇指关节突出部点按肝俞、胆俞穴,每穴各约 1 分钟。

●点按下肢穴位：以拇指用力点按胆囊、足三里、侠溪穴各1分钟。

### 4. 拔罐刮痧

选取督脉，从大椎穴开始到长强穴结束；足太阳膀胱经，从大杼到白环俞结束，背部经络刮痧，隔日1次。

### 5. 贴敷熨灸

●取栀子10克，生大黄10克，芒硝10克，冰片1克，乳香3克，共研细粉，为1次量。加蓖麻油30毫升、75％乙醇10毫升，蜂蜜适量，调为糊状，敷于胆囊区。每日1次，每次可保持8～12小时。至腹胁疼痛缓解不拒按为止。若局部皮肤出现红色皮疹作痒，停药后可逐渐消失，可不做特殊处理。

●取穴中脘、关元、肝俞、胆俞、脾俞、足三里和阳陵泉。中脘和关元艾灸30分钟，用三眼艾灸盒或四眼艾灸盒。肝俞、胆俞、脾俞用三眼艾灸盒艾灸20分钟，可以移动艾灸。足三里和阳陵泉，用单眼艾灸盒艾灸15～20分钟。

●患者取侧卧位，将艾条放置于神阙3～6厘米处，不断旋转艾条，感到温热感，但以能够耐受为限，每次10～15分钟，每日2次，直至疼痛缓解或消失。主治气郁所致右胁上腹部疼痛。

●用艾炷或艾条，取阳陵泉、期门、日月、肝俞、胆俞、太冲、足临泣等穴位，如有发热可加选大椎、曲池、合谷，绞痛重者可加丘墟、足三里，胸满者可加膈俞、内关、丰隆。每个穴位灸3～5壮，1个疗程7～10日。主治气郁型腹痛。

### 6. 预防调护

●保持乐观的情绪，健康的心理，克服多愁善感、急躁易怒等不良心态。

●饮食调养方面一定要做到饮食有节，定时定量。量和质要根据年龄高低和体力活动量的大小来定，以保持摄入和消耗能量的基本平衡。平时以低脂肪、低胆固醇食物为主，不吃肥肉、油炸食品等高脂肪食物。核桃、花生仁、腰果等含油脂多的食物也不宜多吃，酒类及刺激性食物或浓烈的调味品宜慎食。多吃粗纤维食物，保持大便通畅。保证每天摄入充足的水分。

●坚持一定的体育锻炼，从事适当的体力劳动，这样可因呼吸加深而促进膈肌、腹肌运动，对消化器官起到积极的按摩作用，改善消化功能，利于胆汁的分泌和排泄，从而有效地避免对胆囊壁的不良刺激。

●养成良好的卫生习惯，以预防胆道寄生虫感染。

●胆囊炎和胆结石的发生多是由不规律的饮食习惯造成的，因此纠正饮食习惯是预防这种疾病的最有效方法。

（张建福　郑　雨　刘玉明）

## 前列腺炎

前列腺是男性泌尿生殖系统中最常出现问题的部位。前列腺炎可分为急性及慢性，通常是由身体其他部位的细菌感染入侵前列腺所致。前列腺炎可完全或部分阻碍尿液由膀胱流出，导致尿液滞留，造成膀胱膨胀、衰弱、易受感染（因积存尿液里的细菌增加）。膀胱感染容易经由输尿管传至肾脏。急性前列腺炎的症状是阴囊到直肠之间疼痛、发热，频尿且有灼热感，尿液含血或脓。慢性前列腺的症状则是频尿及灼热感，尿液带血，下半背痛，阳痿。前列腺炎愈严重，排尿愈困难。

**1.贴敷熨灸**

●麝香 0.15 克，白胡椒 7 粒，分别研末。洗净脐部，常规消毒，先把麝香纳入神阙穴，再用胡椒填满神阙穴，盖上塑料薄膜，胶布固定，四周不能透气。7～10 日换药 1 次，10 次为 1 个疗程，每个疗程间隔 5～7 日。适用于慢性前列腺炎。

●萆薢 10 克，车前子 12 克，桃仁 10 克，红花 10 克，金钱草 15 克，刘寄奴 30 克，白花蛇舌草 40 克，败酱草 15 克，乌药 10 克。共研细末，做成药袋，缚于少腹部，长期使用。适用于慢性前列腺炎。

●取穴阴陵泉、三阴交、气海、中极，湿盛加曲泉，痛甚加太冲。或取穴足三里、三阴交、会阴、膀胱俞、肾俞，腹胀痛加关元、中极，阴虚者加太溪。施灸，每日 2 次，前者适用于急性前列腺炎，后者适用于慢性前列腺炎。

●龙骨、虎骨（狗骨代）、蛇骨、熟附子、广木香、丁香、乳香、没药、雄黄、朱砂、胡椒、小茴香、五灵脂、夜明砂、雄鼠粪、青盐各等份,麝香少许。麝香另研,余药烘干研细末,过筛装瓶备用。用时先把麝香纳入神阙穴,再用药末填满肚脐（与皮肤平）,盖以槐树皮（中国槐）,四周以荞麦面加水调成糊状密封,以艾炷放于槐树皮上点燃灸之。连灸数十壮（温暖即止）,待热气入腹内,即停止灸,药末再用胶布固定。每日1次,3～5日换药1次,连用至愈。适用于慢性前列腺炎。

### 2. 洗浴熏蒸

● 40℃左右的水（手放入不感到烫）,倒入盆内,约半盆即可,每次坐浴10～30分钟。水温降低时再添加适量的热水,使水保持有效的温度。每日2次,10日为1个疗程。热水中还可加适当的芳香类中药,如苍术、广木香、白蔻仁等。若导入前列腺病栓后再坐浴,可促进药物的吸收,提高疗效。应当提出的是,对已确诊为因前列腺炎引起的不育者,不应采用坐浴法。

●白芷、萆薢各30克,甘草5克,煎汤一盆。坐盆内水渍至小腹,用手按小腹至外阴部,以有温热感为度,水凉加温,每次坐盆半小时。每日1次,30日为1个疗程。适用于夹有湿热的前列腺炎。

●野菊花栓（成药）,肛门用药,每次1粒,每日2次,30日为1个疗程。适用于急性前列腺炎。

### 3. 预防调护

勿久坐,工作1小时后站起来活动数分钟,变换体位。少食辛辣之品。

（张建福　刘亚东　廖宏伟）

## 便　秘

便秘临床常见,主要是指排便次数减少,粪便量减少,粪便干结,排便费力等。必须结合粪便的性状,患者平时排便习惯和排便有无困难做出有无便秘的判断。如超过6个月即为慢性便秘。

现代医学认为便秘的病因为:①食物缺乏纤维素或水分不足,对结肠运动的刺激减少。②因工作紧张,生活节奏过快,工作性质和时间变化,精神因素等干扰了正常的排便习惯。③结肠运动功能紊乱所致,常见于肠易激综合征。系由结肠及乙状结肠痉挛引起,除便秘外同时具有腹痛或腹胀,部分可表现为便秘与腹泻交替。④腹肌及盆腔肌张力不足,排便推动力不足,难于将粪便排出体外。⑤滥用泻药,形成药物依赖,造成便秘。⑥年老体弱、活动过少、肠痉挛导致排便困难,或由于结肠冗长所致。

中医认为便秘的病因是多方面的,其中主要的有外感寒热之邪,内伤饮食情志,病后体虚,阴阳气血不足等。其病因病机可分如下几个方面:①肠胃积热。素体阳盛,或热病之后,余热留恋,或肺热肺燥,下移大肠,或过食醇酒厚味,或过食辛辣,或过服热药,致肠胃积热,耗伤津液,肠道干涩失润,粪质干燥,难于排出,形成所谓"热秘"。②气机郁滞。忧愁思虑,脾伤气结;或抑郁恼怒,肝郁气滞;或久坐少动,气机不利,均可导致腑气郁滞,通降失常,传导失职,糟粕内停,不得下行,或欲便不出,或出而不畅,或大便干结而成气秘。③阴寒积滞。恣食生冷,凝滞胃肠;或外感寒邪,直中肠胃;或过服寒凉,阴寒内结,均可导致阴寒内盛,凝滞胃肠,传导失常,糟粕不行,而成冷秘。④气虚阳衰。饮食劳倦,脾胃受损;或素体虚弱,阳气不足;或年老体弱,气虚阳衰;或久病产后,正气未复;或过食生冷,损伤阳气;或苦寒攻伐,伤阳耗气,均可导致气虚阳衰,气虚则大肠传导无力,阳衰则肠道失于温煦,阴寒内结,而成便下无力,使排便时间延长,形成便秘。⑤阴亏血少。素体阴虚,津亏血少;或病后产后,阴血虚少;或失血夺汗,伤津亡血;或年高体弱,阴血亏虚;或过食辛香燥热,损耗阴血,均可导致阴亏血少,血虚则大肠不荣,阴亏则大肠干涩,肠道失润,大便干结,便下困难,而成便秘。

**1.中成药治疗**

●济川煎。可酌加首乌、核桃肉、肉桂。若阴寒较甚,可配服半硫丸。治大便艰涩,难以排出,便质或干或不干,畏寒肢冷,腹中冷气攻痛或腰脊冷痛属阳虚冷秘者。

●六磨汤。可根据病情配加栀子、瓜蒌、桃仁、杏仁、赤芍等。治大便干结或不干结,欲便不得,排出不畅,每于情绪不好时便秘加重,伴有胸胁痞满,腹中胀痛属于气秘者。

●调胃承气汤,泄热通腑;麻子仁丸,清热润肠。如便干行涩,肛裂出血,可加地榆,槐花;如腹胀纳呆,可加大腹皮、焦三仙;如目赤口苦,脉弦滑可配用更衣丸或当归芦荟丸。治大便干结,排便困难,排便间隔时间延长,伴有口臭口苦,心烦易怒,腹胀纳呆,小便短赤属于热秘者。

●黄芪汤。若气虚下陷,肛门坠迫,屡欲登厕而虚坐努责不下时,可加升麻、柴胡等。治年高体弱,或久病之人,虽有便意,但临厕努挣乏力,排便艰涩不畅,便质并不干结,便后汗出气短属气虚便秘者。

●润肠丸。如兼有腰脊酸软,经少色淡者加制首乌。治产后或手术后大便干燥如球,便次虽然正常,但排便不畅,伴有头眩心悸,面色少华为血虚便秘者。

### 2.单偏验方

●取长约 16 厘米、粗约 1.5 厘米的黄瓜根 1 条,洗净后用开水烫软,剥去外皮,装入预先消毒的胶手套中指里,外涂蓖麻油或猪胆汁,缓缓送入肛门(令患者膝胸卧位),停约半小时,再将黄瓜根取出。主治实秘高热伤阴,大便硬结干燥。

●火麻仁 60 克,大黄 15 克,郁李仁 30 克,共研细末,文火炼稠,待冷却后搓成条状如筷子般粗细,长约 3 厘米,备用。用时取 1 条塞肛门内,每日 2 次。主治老年虚秘,津枯便秘。

●巴豆霜、干姜、高良姜、白芥子、硫黄、甘遂、槟榔各等份,研细末,加水做成丸。清早用花椒水洗手,麻油涂掌心(劳宫穴),每手握药 1 丸。主治老年人虚寒性便秘。

●大黄、芒硝、皂角各 15 克,加水煎取 200 毫升,用纱布或棉球蘸药液,涂搽脐腹部,每日 2 次,主治热结便秘。

### 3.推拿按摩

(1)一般手法。

●患者仰卧位:一指禅推中脘、大横、关元约 3 分钟;顺时针方向摩腹约 1 分钟,顺时针方向揉小腹约 100 次(由轻到重,再由重到轻);按揉中脘、大横、天枢、大巨、水道、足三里各 5～10 分钟,以酸胀或有传导感为度。

●患者俯卧位:自上而下推腰背部膀胱经循行部位约 10 遍;一指

禅推拨肝俞、八髎（自上而下，然后再自下而上），反复 5 次；点按肝俞、肾俞、三焦俞、大肠俞、膀胱俞、八髎、长强各 1 分钟；擦八髎、长强，以透热为度。

（2）辨证施治。

●肠道热结按揉支沟、曲池、合谷，点八髎、长强、胃俞、足三里各 1 分钟；横擦八髎，以透热为度。

●肠道气滞按揉中府、云门、膻中、章门、期门、肺俞、肝俞、胆俞、膈俞各 1 分钟，以酸胀为度；顺时针方向摩气海 2 分钟；横擦胸上部，以透热为度；斜擦两胁肋 8～10 次，以微热为度。

●阴血脾气亏虚横擦胸上部、左侧背部，以透热为度；轻揉肺俞、心俞、脾俞、肾俞、气海、内关、足三里、支沟各 1 分钟；推擦八髎、长强，以透热为度；纳呆腹胀者，捏脊 3 遍。

●脾胃阳虚横擦脾俞、肾俞、命门、八髎，以透热为度；直擦背部督脉，以透热为度。

**4. 贴敷熨灸**

●商陆 10 克为末，用开水调成膏状，敷贴在鸠尾穴上，每日 1 次。主治实秘。

●连壳蜗牛 5～6 个，麝香 0.15 克。将蜗牛捣烂，压成饼状。用温开水清洗患者脐部，用 75％乙醇常规消毒。把麝香研为细末，纳入脐中，再把蜗牛饼覆盖在麝香末上，上盖一层塑料薄膜，塑料薄膜上敷以纱布，用胶布固定。隔日 1 次，主治热结便秘。

蜗牛必须选用活鲜品，蜗牛壳要捣碎，夏日可缩短敷脐时间。局部如有破溃感染，可涂以 2％甲紫。

●松节油适量、公丁香、肉桂、檀香、白芷、续随、牵牛子各 30 克，山奈、木香、细辛、阿魏各 20 克，三棱、莪术各 50 克，生甘遂 15 克，荜拨 40 克，樟脑块 12 克，黑胡椒 10 克，麝香 5 克，蟾酥片 3 克。除松节油外研成细末，加凡士林调成软膏。治疗时，先在脐孔四周至整个腹部，涂以松节油，采取徐缓柔和的按摩腹部法，按摩 20 分钟左右。然后将药膏敷以脐为中心之整个腹部。敷后可维持 3 天。主治由于药物引起的便秘。

●取支沟、天枢、大横、气海，气满加中脘、行间，气血虚加脾俞、肾俞,寒秘加神阙、气海,灸 5～10 分钟,每日 1 次,10 次为 1 个疗程。主治各种便秘。

●甘遂 3 克,麝香 0.3 克,食盐 5 克,艾炷适量。用温开水清洗患者脐部,用 75％乙醇常规消毒。把麝香研为细末,纳入脐中,胶布固定。再把甘遂、食盐研细末,放于胶布上面(敷脐胶布 3.5 厘米×3.5 厘米为宜),上置艾炷灸之,一般 5～7 壮大便即通。主治冷积便秘。

●生姜 3 片,艾炷适量,食盐 3 克。先把食盐 3 克放神阙穴内,盐末少许撒在关元、中脘穴上。用菜刀切取 0.3 厘米厚、直径 3 厘米左右的生姜片 3 枚,分别放在上述穴位上,上置枣核大艾炷,连续灸 20 分钟,至皮肤发红,每日灸 1 次或隔日灸 1 次。主治习惯性便秘。

●取穴大肠俞、天枢、上巨虚、支沟(主治实秘),脾俞、胃俞、足三里、气海(主治虚秘),肠胃燥热加曲池、合谷,气郁加阴陵泉、太冲,脘腹疼痛加内关,寒凝加神阙、关元,津亏加太溪、复溜。用艾炷灸法施灸,每日 2 次,每次 3～5 壮。亦可用艾条悬灸。

### 5. 洗浴熏蒸

●芒硝、大黄、甘遂、牵牛子各等量加水煎汤,量依据浴盆而定,待药液 40℃时,沐浴全身。亦可煎取药液 500 毫升,对入温水中沐浴。每日 2 次,主治热结便秘。沐浴时,让药液不断流动,冲洗脐腹部,沐浴时间根据药浴水温而定,水凉出浴。

●竹叶一捆,绿矾一把。竹叶洗净放锅内加水 3 000～5 000 毫升,大火煮开 20～30 分钟,趁热把汤带竹叶一起倒入桶内,撒绿矾,坐熏。或用萝卜叶,或用青菜叶,如法坐熏。每日 1 次。主治热秘。

### 6. 预防调护

调整饮食结构,养成良好的排便习惯,慎服导致便秘的药,积极锻炼身体。

(张建福　廖宏伟　李彦丰)

## 痢　疾

痢疾包括细菌性痢疾和阿米巴痢疾两种,前者多见。细菌性痢疾简称菌痢,是急性肠道传染病,临床主要症状为腹痛、腹泻,开始为水样或黏液便,以后变为脓血便,粪镜检可见红细胞及脓细胞,少数患者可出现高热、昏迷、休克等痢疾中毒症状。菌痢在我国全年均有发生,但以夏秋季为多见。这种明显的季节性,除与苍蝇活动有关外,与夏秋两季天气炎热,雨水充沛,适宜于细菌繁殖,以及夏秋两季人们多食凉菜、瓜果、冷饮、胃肠道防御功能相对减弱有关。

### 1.中成药治疗

●藿香正气水。每次 5～10 毫升,每日 2 次。解表祛暑,化湿和中,适用于暑湿困表者。

●木香槟榔丸。每次 8 粒,每日 2 次。行气导滞,攻积泄热,适用于饮食内停,湿热内蕴患者。

●补中益气丸。每次 8 粒,每日 3 次。升提举陷,适用于下痢日久、中气下陷者。

●附子理中丸。每次 8 粒,每日 2 次。温中散寒,补气健脾,适用于虚寒痢。

### 2.单偏验方

●马齿苋 20 克,蒜梗 20 克,金银花 15 克,黄芩 10 克,黄连 5 克,黄柏 10 克,地锦草 12 克,白头翁 12 克。煎汤代茶,连服 3 日。适用于虚寒痢,休息痢。

●马齿苋 100～150 克,加水煎服,每日 2 次。或鲜马齿苋捣汁半杯,加蜂蜜两匙,隔水炖,空腹分两次服。治菌痢(湿热痢,寒湿痢)。

●茶叶或柿蒂 30 克熬水,加糖食用。

●大蒜 2 头,烧熟或煮熟后食用。

### 3.推拿按摩

●常用穴位及部位:中脘、气海、关元、天枢、足三里、脾俞、胃俞、大肠俞、八髎等穴,及腰骶部和腹部。常用手法摩、按揉、擦等。

●患者取仰卧位。术者位于其右侧,先用右手在患者全腹逆时针方向摩 2～3 分钟,再以食、中两指分别置于天枢穴做双指揉 3～5 分钟。然后分别对中脘及气海、关元穴施掌摩 3～5 分钟。最后指揉双侧足三里穴各 1～2 分钟。

●患者取俯卧位。术者位于其左侧,用食、中两指分别置于两侧脾俞、胃俞、大肠俞、八髎做双指揉,每穴 1～2 分钟。最后用小鱼际横向擦八髎穴、脾俞、命门等部位。

- 按摩脐部，两手轮换做绕脐按摩，每次做 80 下，每日 3 次。
- 按揉足三里穴，以酸胀为度，每次 5～10 分钟。

### 4. 拔罐刮痧

- 取大肠俞、胃俞、三焦俞、中脘、天枢、关元、足三里等穴。患者仰卧位或俯卧位，取大小适宜的火罐，用闪火法或架火法将罐扣在穴位上留罐 5～10 分钟。隔日 1 次，两组穴交替使用。
- 可取前胸、后背、双肘窝、双腘窝等部位进行刮痧，以宣营卫、泄疫毒。

### 5. 贴敷熨灸

- 马钱子 3 个，母丁香 24 粒，麝香 0.3 克（可用冰片或樟脑代替）。马钱子放沙内炒黄候冷，和丁香共研为细末过筛，再和麝香混合研极细末，开水调膏，如豌豆大，敷神阙、脾俞、止泻穴处，外用胶布固定。每日 1 次，一般 7～10 次即可见效。适用于虚寒痢、休息痢。
- 猪牙皂 6 克，细辛 27 克，大葱 100 克，田螺 2 个，神曲 12 克。先将猪牙皂、细辛、神曲烘干，研为细末，再和大葱、田螺肉共捣成膏。用药膏适量，纱布包裹，压成饼状，敷神阙穴，然后用纱布覆盖，胶布固定，药干即换。病愈停用。适用于噤口痢、湿热痢。
- 胡椒、绿豆各 3 克（共研细末后过筛），大枣 1 枚。用熟枣肉调成膏，纱布包裹，敷神阙、脾俞穴，24 小时后换下，一般 3～5 日可见效。
- 大黄 30 克，川黄连 20 克，木香 20 克，共研细末。取药末适量与食醋调匀搅拌成泥状，置入脐部，纱布覆盖并胶布固定，一日一换。
- 吴茱萸 18 克，研细末用醋调匀，制丸后外敷于两足心涌泉穴，用纱布包扎，2 小时后取下。
- 大蒜捣烂，外敷神阙及涌泉穴，局部有刺痛感时去掉，双足交替使用。
- 苍术、藿香、陈皮、半夏、青皮、桔梗、枳壳、苏叶、厚朴、甘草各 15 克，生姜、葱白各 9 克，晚蚕沙 80 克。将上药打碎和匀，炒烫后装入布袋，扎紧袋口，趁热将药袋置于神阙穴，药袋冷则更换。每日 2 次，每次 30 分钟，5～7 日为 1 个疗程。适用于虚寒痢、寒湿痢、休息痢。

**6. 洗浴熏蒸**

●乌梅500克,用清水煎,将药汁倒入盆内,先趁热熏肛门,温度降至45～50℃时,坐洗肛门。每日1次,连用3～5天即见效。适用于噤口痢、休息痢。

●黄芪、防风、枳壳各50克,用清水煎汤,将药汁倒入盆内,先趁热熏肛门,温度降至45～50℃时,坐洗肛门。每日1次,连用3～5天即见效。适用于虚寒痢,寒湿痢。

**7. 预防调护**

●要迅速控制传染源,早期发现、诊断、隔离、治疗。要及早切断传播途径,抓好环境、饮食及个人卫生,管好粪便、水源,消灭苍蝇,饭前便后洗手,不吃生冷、不洁、腐败变质的食物等。要保护好易感人群,进行特异性预防,在流行季节也可服用一些药物。

●痢疾的病变部位在肠腔,防治上就应以减轻胃肠负担,恢复消化功能为基本原则,盲目进食实为大忌。只要患者不是频繁呕吐,痢疾并不绝对反对进食,但是应以有营养易于消化的流质或半流质类食物为主。勿喝牛奶,防止加重腹胀。要少食或忌食油腻、甜、高脂肪、刺激性的食物,以免给胃肠带来更大的负担。病情好转后,可以逐渐变为普通饮食并注意营养搭配。

(张建福 孔 超 廖宏伟)

## 腹 泻

腹泻亦称泄泻,是临床上常见的症状,可因多种情况而引起。一般是指每天大便次数增加或频繁,粪便稀薄,甚者如水样,或者还夹杂有未消化的食物及其他病理产物。古人将大便溏薄者称为"泄",大便如水注者称为"泻"。一年四季均可发生,主要以夏秋两季多见。可见于多种疾病,临床可概分为急性泄泻和慢性泄泻两类。前者指泄泻呈急性发病,时间短暂,而后者一般是指泄泻时间较长。

泄泻与西医学的急慢性肠炎、胃肠功能紊乱、过敏性肠炎、溃疡性结肠炎、肠结核等相似。西医学认为腹泻可由多种原因引起,当摄入大量不吸收的高渗溶质,使体液被动进入肠腔时,可导致渗透性腹泻;由于胃肠道水与电解质分泌过多或吸收受抑制而引起分泌性腹泻;当肠黏膜完整性因炎症、溃疡等病变而受到损伤时,造成大量渗出而形成渗出性腹泻(炎症性腹泻);当胃肠运动关系到腔内水电解质与肠上皮接触的时间缩短时,直接影响水的吸收,形成胃肠运动功能异常性腹泻。

1. 单偏验方

●黄连 15 克,炒神曲 30 克,补骨脂(制)20 克,炒白术 30 克,党参 20 克,甘草(炙)5 克,水煎服。

●苍耳子 50 克,水煎服,加少许食盐能收到不错的效果。

●绿茶 15 克,生姜 15 克,紫苏叶 10 克,水煎服。

●米醋煮鸡蛋后食用。

●茶叶、焦山楂、石榴皮各 10 克,水煎服。

●绿茶 6 克,姜末 3 克,开水冲泡,代茶饮。

●柿饼蒸熟后加酒吃。

●将蒜捣碎后与鸡蛋混在一起,油煎服食。

●艾叶、生姜水煎口服。

●粽子切片晒干,用时先蒸热,加姜汁与酒吃,每次 100 克,早晚服用。

●豆腐 150～200 克,米醋 50～80 毫升,植物油、精盐适量。豆腐用油煎香,加盐少许,倒入米醋,上笼蒸熟,服食。

●补骨脂、吴茱萸、煨肉豆蔻、附子、五灵脂、炒蒲黄、罂粟壳各 30 克,五味子、白芍各 20 克,乌药 60 克,烘干共为细末。根据患者腹围大小用布做兜,内铺一层棉花,药粉均匀撒在棉花中间,用线密缝,防止药粉堆积或漏出。穿在身上,与腹部皮肤紧贴,护住脐部及下腹部,日夜不去,1～2 个月换药 1 次,病愈为度。主治慢性虚寒性腹泻。

2. 推拿按摩

●腹部。用一指禅推法推中脘、天枢、关元、气海,每穴约 2 分钟。用指按揉中脘、天枢、神阙、关元、气海,每穴约 2 分钟。用掌摩腹约 6 分钟。

●背腰部。用一指禅推法推脾俞、胃俞、肾俞、大肠俞,每穴约 2

分钟。用拇指按揉脾俞、胃俞、肾俞、大肠俞,每穴约 2 分钟,以酸胀为度。用擦法横擦八髎,以透热为度。

●下肢部。用拇指按揉两侧足三里、上巨虚、下巨虚,每穴约 1 分钟,以酸胀为度。

●生姜 30 克,葱白 30 克。生姜捣烂,葱白切断,加水 300 毫升,煮沸 30～40 分钟。趁热用食指蘸药液在患者的拇指及小指根部的掌面向外推擦 12 次,再向内关、手臂方向推擦各 12 次(叫作"关二扇门")。每日 1～2 次,连用 2～3 日或病愈为止。治疗水泻较好。

**3. 拔罐刮痧**

●取穴天枢、神阙、关元、大肠俞、小肠俞等。患者仰卧位,用口径 6 厘米的中型火罐于肚脐窝处(相当于以神阙穴为中心,包括两侧天枢穴的部位)拔一罐,留罐 10 分钟,每日 2 次。

●在需刮痧部位涂抹适量刮痧油。先刮拭背部正中旁开 1.5 寸线,从脾俞穴向下刮至胃俞穴,用刮板角部自上而下刮拭,30 次,出痧为度。刮拭腹部,从中脘穴向下刮至天枢穴,用刮板角部自上而下刮拭 30 次,出痧为度。然后重刮下肢内侧三阴交穴和外侧足三里穴各 30 次,可不出痧。

**4. 贴敷熨灸**

●婴幼儿消化不良的泄泻,可以取胡椒粉 1 克,大米饭 25 克(刚蒸熟的大米)。将米饭捏成 1 厘米厚的圆饼,将胡椒粉撒于米饭上,待晾至不烫手时,贴于神阙,外覆纱布固定,4～6 小时后去除,一般 3 次可治愈。

●冰片 0.2 克(或樟脑 3 克)另包置脐部,鲜车前草、田螺、葱白、豆豉各 30 克,捣烂制成膏,敷脐部。

●胡椒 9 克,麝香暖脐膏 1 张。胡椒烘干研末过筛,药末填满肚脐为度。或用鲜生姜汁调成膏状,外敷麝香暖脐膏。主治寒湿性腹泻。

●硫黄 30 克,枯矾 30 克,朱砂 15 克,母丁香 10 克,麝香 0.5 克,独头蒜 3 枚(去皮),麻油 250 毫升,生姜 200 克,黄丹(炒)120 克。将前六味药混合,捣如膏,制成黄豆大药丸。另将麻油入锅加热,放入生姜,炸枯去姜,熬油至滴水成珠时,徐徐投入黄丹,收膏备用。然后取药丸 1 枚,放于摊成的膏药中间,贴于神阙、脾俞、大肠俞,1 穴 1 丸,3 日 1 换,5 次为 1 个疗程。适用于寒湿泻和脾虚泻。

●炮姜、附子、益智仁、丁香各等份,烘干共为细末过筛。药末用水或鲜生姜汁调成糊状,敷满脐,外敷纱布,然后用热水袋蒸脐(不要使热水袋直接接触皮肤,以免烫伤),冷后更换。每日 1～2 次,每次 40 分钟。主治脾肾阳虚所致的五更泻。

●艾绒或艾卷、食盐适量。将食盐研细末,放脐中,突出脐上 0.5～1 厘米。盐末上面放置直径 4 厘米铁瓶盖(瓶盖口向上),瓶盖里放艾绒或艾卷一团,点燃艾绒或艾卷,1 次灸 5～10 分钟,每日 2～3 次。主治单纯性腹泻

●取主穴天枢、上巨虚、阴陵泉、水分,寒湿者配神阙,湿热者加内庭,食滞者加中脘。温和灸,每穴灸 20～30 分钟,每日 2～3 次,5 次为 1 个疗程。

●隔姜灸。艾炷如枣核大,每穴灸 5～7 壮,每日 1～2 次,3～7 次为 1 个疗程。

●无瘢痕灸。艾炷如麦粒大,每穴灸 5～7 壮,每日 1～2 次,3～7 次为 1 个疗程。

●药物灸。取大葱 500 克,切成 3 厘米长,用布包好灸关元,在葱包上面加热 0.5 小时,每日 1～2 次。

**5. 预防调护**

●注意饮食卫生,不暴饮暴食,不吃腐败变质食物,不喝生水等。

●饮食要清淡易消化,不宜吃甜、冷、肥腻的食物。

●慢性泄泻,应加强锻炼身体,以增强体质,如练体操、太极拳、气功等。

(张建福　孔　超　廖宏伟)

## 糖尿病

糖尿病,主要表现为多饮、多食、多尿,身体消瘦或尿有甜味。中医又称消渴,肺消,消中。消渴病变脏腑在肺胃肾。燥热伤肺,则治节失职,肺不布津;燥热伤胃,则胃火炽盛,消谷善饥;燥热伤肾,则肾

失固摄,精微下注。凡饮食不节,过食肥甘,或情志失调,气郁化火,或劳欲过度,耗伤肾阴,均可诱发该病。

西医认为,糖尿病是由于体内胰岛素的绝对或相对的分泌不足而引起以糖代谢紊乱为主的全身性疾病,化验检查血糖和尿糖增高。

**1. 单偏验方**

●猪胰 1 具,山药 30 克,同煲汤,加盐调味服食。

●玉米须 30 克,猪瘦肉 100 克,共煲汤,加盐调味去玉米须服食。

●猪胰适量焙干,研成细末,每次 6 克,每日 2 次,水送服。

●松树二层皮 60 克(干品,老大松树为佳),猪骨适量,共煎汤服。

●山楂 15 克,荷叶 20 克,共制成粗末,煎水代茶。有较明显的降压、降血脂、消肿作用,对伴有高血压、高血脂的糖尿病患者有一定疗效,可经常饮用。

●柿叶 10 克,洗净切碎晒干,以沸水冲泡代茶饮。清热凉血,适用于糖尿病上消口渴多饮症。

●玉竹、北沙参、石斛、麦冬各 9 克,大乌梅 5 枚。共研成粗末,加水适量,煎汤代茶饮。养阴润燥,生津止渴作用。适用于上、中消及热病伤阴烦渴,夏季多汗口渴多饮等。

●鲜玉米须 30 克,洗净,晒干备用。需要时,以沸水冲泡代茶饮用。有利尿泄热的作用,并有明显降低血糖的作用,用于糖尿病患者的辅助治疗,经常代茶频饮,可降血糖、尿糖。

●玉米须 15 克,绿豆 20 克,水煎取汁服,每日 2 次。

●柿叶 30 克,莲子 50 克,分 5 份,每天 1 份水煎服,每日 2 次。

**2. 推拿按摩**

选穴胰点、外关、内关、肝俞。用拇指按压,每次 10 分钟,每日 3 次,如能坚持 10 天以上,糖尿病症状有所缓解。如果烦渴多饮、尿频量多等症状在某一段时间内特别突出,加按大椎和尺泽。指压期间如果食量增加,要注意节制食欲,以适当米面配以蔬菜、豆类、瘦肉和鸡蛋为宜,禁食肥甘、辛辣之品。

**3. 拔罐刮痧**

可在以下部位刮痧:

头部:全息穴区——额旁 3 带(双侧),额顶带前 1/3、后 1/3。

背部:膀胱经——双侧胰俞、脾俞至肾俞,阳池至意舍。

腹部:任脉——中脘至气海。

上肢:三焦经——双侧阳池。

下肢:胃经——双侧足三里,脾经——双侧三阴交。

多饮加膀胱经——双侧肺俞至心俞。

多食加胃经——双侧内庭,脾经——双侧漏谷。

多尿加肾经——双侧太溪。

**4. 贴敷熨灸**

●石膏 50 克,知母 20 克,生地、党参各 6 克,炙甘草、玄参各 10 克,天花粉 2 克,黄连 3 克,粳米少许,盐酸二甲双胍 40 克。前 9 味药研细粉,每次用时取 250 毫克,加盐酸二甲双胍混匀成膏。将调好的药膏敷贴于神阙穴中,盖以棉花,外用胶布固定,6 日 1 次。主治上焦火盛,气阴不足所致的消渴病。

●石膏 50 克,知母 20 克,生地、黄芪各 6 克,怀山药、葛根、苍术各 3 克,炙甘草 10 克,玄参 70 克,天花粉 2 克,黄连 5 克,粳米少许,盐酸二甲双胍 2.5～4 克。将前 12 味药共同研为细末,用时取药粉 15～25 克,加入盐酸二甲双胍,调拌均匀为膏。将调好的药膏敷贴在神阙穴中,外盖塑料布,尽量不要漏气,胶布固定,5～7 日 1 次,6 次为 1 个疗程。主治下焦火盛,气阴不足所致的消渴病。

●取五倍子 200 克,醋适量。先将五倍子粉碎为末,再加醋调成膏状备用。取膏药团如枣大,敷于神阙、关元穴上,盖以纱布,胶布固定。早上敷药,晚上换药,一般 10～15 次可愈。

●灸治。取关元、志室、三阴交,失眠加大陵。①温和灸。每穴灸 20～30 分钟,每日 1 次,10 次为 1 个疗程。②隔姜灸。艾炷如枣核大,每穴灸 10～20 壮,每日 1 次,10 次为 1 个疗程。③隔附子饼灸。艾炷如黄豆大,每穴灸 50 壮左右,每周 1 次,3 次为 1 个疗程。此法适用于灸关元、气海两穴。

**5. 预防调护**

●以清淡素食、粗粮杂面为佳,饮食保持七分饱。

●少吃碳水化合物含量高的食物,坚持低脂饮食。烹调尽量用植物油,少吃煎炸食品和甘肥咸食,尽量不饮酒。

●缺钙能促使糖尿病患者的病情加重,故应多吃含钙的食物。硒有与胰岛素相同的调节糖代谢的生理活性。补足富含维生素 B 和维生素 C 的食物。

●西瓜、苹果、猕猴桃含糖量比较低,此类水果可以减轻患者的胰腺负担,帮助其吸收到丰富的维生素、矿物质和果胶,平衡饮食。

●定时定量饮食是关键,不可过饱,一般以适量米面类,配以蔬菜、豆类、瘦肉、鸡蛋等为宜,禁食辛辣刺激食物。

●可以用玉米须、积雪草各 30 克,水煎代茶饮。或以猪胰低温干燥,研成粉末制蜜丸,每次 9 克,每日 2 次,长期服用。

●避免精神紧张,节制性欲。

(张建福 李　旭　廖宏伟)

## 水　肿

水肿是指体内水液潴留,泛滥于肌肤,引起头面、眼睑、四肢、腹背,甚至全身浮肿的一种病症。严重者可有胸水、腹水,兼见胸满、气喘不能平卧等症。

水肿常见的发生机制:血浆胶体渗透压降低,见于蛋白质吸收不良或营养不良及伴有大量蛋白尿的肾脏疾患等;毛细血管内流体静力压升高,见于各种原因引起的静脉阻塞或静脉回流障碍;毛细血管壁通透性增高,血管活性物质(组胺、激肽),细菌毒素,缺氧等可增加毛细血管壁的通透性而引起水肿;淋巴回流受阻。

中医认为,人体水液的运行有赖于气的推动,即有赖于脾气的升化转输,肺气的宣降通调,心气的推动,肾气的蒸化开合。脏腑功能正常,则三焦发挥决渎作用,膀胱气化畅行,小便通利,可维持正常的水液代谢。反之,若因外感风寒湿热之邪,水湿浸渍,疮毒浸淫,饮食劳倦,久病体虚等导致脏腑功能失调,三焦决渎失司,膀胱气化不利,体内水液潴留,泛滥于肌肤,即可发为水肿。中医又把水肿分为阳水和阴水。阳水,发病急,初起面目微肿,继之则遍及全身,腰以上肿甚,皮肤光亮,阴囊肿亮,胸中烦闷,呼吸急促。或形寒无汗,苔白滑,脉浮紧;或咽喉肿痛,苔薄黄,脉浮数。阴水,发病较缓,足跗水肿,渐及周身,身肿以腰以下为甚,按之凹陷,复平较慢,皮肤晦暗,小便短少。或兼脘闷腹胀,纳减便溏,四肢倦怠,舌苔白腻,脉象濡缓;或兼腰痛腿酸,畏寒肢冷,神疲乏力,舌淡苔白,脉沉细无力。

### 1. 单偏验方

● 玉米须、白茅根各 50 克,共煎汤,加适量白糖分次服用。适用于阳水。

● 赤小豆 60 克,鲤鱼 1 条(去肠脏),生姜 10 克,共炖汤,不放盐,吃鱼饮汤。适用于阴水。

● 黄芪 60 克,猪瘦肉适量,共煎汤,不放盐,吃肉饮汤。适用于阴水。

● 选取耳部肾、肾俞、膀胱穴,配耳部交感、神门、三焦、内分泌,根据病情配合心、肝、脾、肺等穴。将王不留行籽用胶布贴于所选穴位上,每日按压揉捏 10 次,每次 3~5 分钟,每次选 3~4 穴,1 周 1 个疗程。

● 赤小豆 800 克,文火煎煮。待赤小豆熟透后取出汁液,温度适中时浸泡足膝。适用于下肢及足部水肿、水肿面浮者。

### 2. 贴敷熨灸

● 商陆、大戟、甘遂 3 味药等份研为细末,每次取 5~10 克撒布于神阙穴内,盖上纱布后胶布固定。每日换药一次。适用于阳水、阴水,尤以急性期为宜。

● 艾灸水道、水分、三焦俞、膀胱俞、足三里、三阴交、气海。阳水加肺俞、合谷,阴水加脾俞、肾俞。

● 选穴神阙,先用凡士林涂在穴位上,再用纸盖上,然后在穴位上放上两粒青盐,之后压平放上艾炷施灸,每日 1 次。适用于阴水。

### 3. 预防调护

● 注意忌盐,可用代盐调味,浮肿消退后可由低盐饮食逐步过渡到普通饮食。

● 饮食应富含蛋白质,清淡易消化。

● 避风寒,注意保暖。

● 注意预防感冒,以免诱发水肿及使水肿反复不愈。

● 避免劳欲过度,注意休息。

（张建福　李彦丰　刘玉明）

## 肥胖症

肥胖症是由多种原因引起的慢性代谢性疾病,体内脂肪堆积过多,体重超过正常体重的 20% 以上。脂肪积聚是摄入的能量超过消耗的能量,无论饮食过多还是消耗过少,均可引起肥胖,常有家族聚集现象,并可见于任何年龄。轻度肥胖多无症状,中重度肥胖可引起气急、肌肉酸困、体力活动减少,以及睡眠质量下降、精神焦虑、抑郁等症状。临床上肥胖症常与高血压、冠心病、糖尿病、血脂异常、脂肪肝等疾病同时发生。

现代学把肥胖症分为单纯性肥胖和继发性肥胖。单纯性肥胖,只是单纯体质性的肥胖,患者全身脂肪分布比较均匀,没有内分泌紊乱及代谢障碍性疾病;继发性肥胖常继发于内分泌和代谢性疾病,或与药物密切相关。

我国传统医学认为,肥人多湿,肥人多痰,肥人多气虚,认为肥胖的发病与湿、虚、痰等因素侵蚀机体密不可分,因此将肥胖症的病因分为脾虚湿阻、胃热湿阻、气滞湿阻、脾肾两虚、肾阴虚等不同类型。认为肥胖多是由于常饮食肥甘厚味,脾胃不健,体内痰湿积聚,气机不能畅行而致,并常伴头晕乏力、神疲懒言、少动气短等症状。

### 1. 单偏验方

●玫瑰花、茉莉花、代代花、川芎、荷叶等加工成三花减肥茶。每日服 1 包,放置茶杯内,开水冲泡,饮 2～3 次,一般晚上服。

●精制大黄片,每日 1～3 次,每次 5 片,保持每日大便 2 次左右。

●取耳部肺、内分泌、胃、饥点、神门、脾、口、交感、卵巢等穴。耳郭皮肤常规消毒,用 7 毫米×7 毫米方形胶布一小块,中间粘一粒王不留行籽,对准穴位,用食、拇指循耳前后捻压至酸沉、麻木或疼痛为得气,每穴留置 1 周,于餐前 30 分钟按压 5 分钟左右,5 次为 1 个疗程。

### 2. 推拿按摩

先用双手掌着力反复推揉按摩腹部,以中脘、神阙穴为中心,自上而下做顺时针急速摩动 5～10 分钟,每日 1 次,以肠鸣、矢气、胀消为佳。接着点按中府、云门、气海、关元等穴,每穴1分钟。最后按摩膀胱经,点脾俞、胃俞、肾俞等穴。每日1次,7日为1个疗程。

### 3. 预防调护

● 低脂肪、低热量饮食为主,每日八分饱即可。少吃油腻,忌酒、浓茶、咖啡,限制饮用含糖饮料。

● 经常运动。合适的体育锻炼和参加体力劳动都有利于肥胖者人的健康。

(张建福　郑　雨　廖宏伟)

## 痹　症

痹症是因感受风寒湿热之邪引起的以肢体关节疼痛,酸楚,麻木,重着以及活动障碍为主要症状的病证。临床上具有渐进性或反复发作的特点。临床诊断依据:①肢体、关节疼痛,酸楚,麻木,重着,活动障碍。②初起发热汗出,口渴,咽红痛,全身不适.继而关节固定一处或游走性疼痛肿胀。③四时皆有,以潮湿、寒冷、气候急剧变化的地区多见。本病与西医的风湿热、风湿性关节炎、类风湿性关节炎、坐骨神经痛等疾病相类似。

痹症的发生,主要由风、寒、湿、热之邪乘虚侵袭人体,闭阻经络,引起气血运行不畅,或病久痰浊瘀血,阻于经隧,深入关节筋脉。一般多以正气虚衰为内因,风寒湿热之邪为外因。痹症起病一般不明显,疼痛呈游走性或有定处,有的为刺痛,或麻木,或肿胀。但部分患者起病有发热、汗出、口渴、咽红痛、全身不适等,继之出现关节症状。本病初起,以邪实为主,病位在肢体皮肤经络。久病多属正虚邪恋,或虚实夹杂,病位则深入筋骨或脏腑。临床上可出现瘀血痰浊阻痹;气血亏虚;或复感于邪,脏腑损伤等病理变化。

依据病因以及病邪的偏盛,痹症一般分为风寒湿痹和热痹两大类。热痹(风湿热痹)以关节红肿灼热疼痛为特点,风寒湿痹虽有关节酸痛,但局部无红肿灼热,喜暖畏寒,应区别风寒湿偏盛的不同。风邪偏盛,则关节酸痛,游走不定为风痹(行痹);寒邪偏盛,则痛有定处,疼痛剧烈为寒痹(痛痹);湿邪偏盛,肢体酸痛重着,肌肤不仁为湿痹(着痹)。

**1. 单偏验方**

●胡椒根 50 克,蛇肉 250 克,共煲汤服食。适用于风寒湿痹。

●老桑枝 100 克,母鸡 1 只(去毛及内脏),加适量清水共煲汤,盐调味饮汤食鸡。适用于风湿热痹。

●千斤拔、狗脊各 30 克,猪尾 1 条,加清水适量共煲汤,饮汤吃肉。适用于久痹肝肾亏虚。

●川乌、乌梢蛇、草乌、乌梅各 15 克浸入 500 毫升白酒中,浸泡 1 周可使用,浸泡时间长则更好。用时以棉花蘸药汁,外擦痛处,以有热感为度,每日 2～3 次。

●蓖麻仁 30 克、生乌头 30 克、乳香 5 克共研细末,加猪油调和成膏,烘热涂患处,以手心摩擦患处。适用于寒湿痹症。

**2. 贴敷熨灸**

●生草乌、生川乌、附片、当归、丹参、白芥子各 30 克,生麻黄、干姜各 15 克,桂枝、木通各 12 克,白芍 20 克,细辛、乳香各 10 克,三七 5 克。诸药共研细末,将虎力散 4 支掺入药末中,再将葱白 4 根捣烂均匀和入后,用适量白酒调成糊状。将调好的药入锅内炒热至不灼伤皮肤为度。入麝香 0.25 克和匀,约 0.5 厘米厚摊于敷料上,趁热敷于患处,外用绷带固定。每剂可重复使用 5～7 次,每次重复使用时,须按上法加药,随炒随用。适用于寒痹症。

●麻油 240 克、黄蜡 7.5 克、松香 30 克、黄丹 30 克、铜绿 6 克、轻粉 3 克、制乳(香)没(药)各 9 克。先将麻油熬滚加黄蜡化开,次入松香,再下黄丹与其他药研末,搅匀成膏备用。用时将膏薄摊患部,外加绷带固定。每日 1 次,5～7 日为 1 个疗程,热退痛缓停用。适用于风湿热痹(类风湿性关节炎)。皮肤过敏、溃疡者禁用,本方药物毒性大,勿口服。

●狗脊 60 克,桑寄生、牛膝各 30 克,续断、地龙各 20 克,千年健、当归、独活、桂枝、五加皮各 15 克,川乌、草乌各 10 克。研末,用酒炒热装入细长布袋中,缠缚至腰间。5～7 日换药 1 次,病愈即止。适用于寒、湿痹症。

●桂枝、木通各 7 克,白芍 20 克,细辛、乳香各 10 克,生川、草乌各 30 克,附片、当归、丹参、白芥子各 30 克,生麻黄、干姜各 15 克,三七 5 克,共研细末。将葱白 4 根捣烂后入白酒调成糊状、入锅内炒热至不灼伤皮肤为度,入麝香 0.25 克和匀,约 0.5 厘米厚摊于敷料上,趁热敷于患处,外用绷带固定。每剂可重复使用 5～7 次,每次重复使用时,须按上法加药,随炒随用。适用于寒痹症。

●将青盐 500 克,炒烫,装入布袋,热熨痛处,药袋冷即更换,每日 1～2 次,每次 1 小时。

●用好醋浸湿毛巾,敷于患处,再用茶壶装白酒炖热,在毛巾上熨烫,每日 2 次,每次以酒冷为度。

●川乌、草乌各 10 克,当归、牛膝、生香附各 10 克,鸡血藤、独活、郁金各 6 克,木瓜、川芎各 1 克,细辛 3 克。共研细末,再将生姜 250 克捣碎与药末和匀,用 70%乙醇调成糊状,适当加热后敷患处。敷前宜在敷处薄涂一层凡士林。每日或隔日敷 1 次,每次 2～4 小时。本方适用于关节强直类风湿性关节炎。

●白胡椒 15 克,杉木炭 30 克。共研细末,用糯米稀粥趁热调成糊状,温敷于患处,外用塑料布裹好,绷带包扎。本方适宜关节冷痛。

●甘遂、大戟各等份共研细末,用蜂蜜调匀,敷患处。

●生半夏 30 克,生栀子 60 克,生大黄、黄柏各 15 克,桃仁、红花各 10 克。共研细末,装瓶备用。取药末用醋调敷患处,药物干后再加醋调敷。适用于热痹。每日 1 次,7～10 日为 1 个疗程。每个疗程间隔 3～5 日。

●生川乌、生草乌、生半夏、生南星各 15 克,肉桂、樟脑各 10 克。用 40%乙醇调敷患处。适用于寒邪偏重的痹症。每日 1 次,7～10 日为 1 个疗程。每个疗程间隔 3～5 日。

●生草乌、麻黄、白芥子、甘松根各 20 克,细辛、干姜、肉桂 10 克,川芎、红花各 50 克。研细末和匀,每次取少量药末,掺在普通膏药中,贴脐部。本方适用于膝部冷痛,得热觉舒的患者。

### 3. 洗浴熏蒸

●透骨草、延胡索、归尾、姜黄、花椒、海桐皮、威灵仙、川牛膝、乳香、没药、羌活、白芷、苏木、五加皮、红花、土茯苓各 10 克,共为细末,纱布包扎好,加水煎煮,过滤去渣,趁热洗浴患肢。每日 1 次,每次约

1 小时,7～10 日为 1 个疗程。适用于风湿痹症。

● 桑枝 500 克,豨莶草 100 克,海风藤、络石藤各 200 克,海桐皮、忍冬藤、鸡血藤各 60 克。共为细末,纱布包扎好,加水煎煮,过滤去渣,趁热洗浴患肢。每日 1 次,每次约 1 小时,7～10 日为 1 个疗程。适用于热痹症。

● 穿山龙、独活、桂枝、八骨丹各 120 克,九层塔、艾叶、泽兰各 90 克,共为粗末,加樟脑 60 克拌匀,置于瓶中备用。用时将药物装入熏壶,烧炭取烟,套上大小适当的出烟口,熏烤患部,或在压痛点附近选择 2～3 个穴位熏烤。每次熏烤时间 3～10 分钟。患部经熏烤有出汗现象,效果较好。适用于寒、湿痹症。对药烟过敏,热毒症,严重高血压患者,孕妇和体质较弱者慎用。急性皮肤病禁用。熏烤出汗时用干棉花拭干,忌冷水洗涤,注意保暖,以助药力。

● 荆芥、羌活、干姜、独活、苍术、防风各 100 克,紫苏叶、苍耳子各 50 克,伸筋草、白芷、麻黄各 40 克,秦艽 60 克,菖蒲根 500 克,葱白 300 克,细辛 30 克,川芎 80 克。置于锅中水煮沸 15 分钟,使其温度保持在 45～55℃,熏蒸病变部位,以大汗淋漓为度。每次可熏蒸 30 分钟,7 日为 1 个疗程,一般治疗 2～3 次。主治一切风寒湿痹症。熏蒸时防止虚脱,蒸后避风 2～3 日。凡孕妇或兼发热以及伴有高血压、肺心病史者忌用。

● 鲜威灵仙 500 克,生甘草、松针各 60 克。煎汤,趁热熏洗患处。每日 1 次,每次 1 小时。

● 着痹取干姜 60 克,干辣椒 30 克,乌头 20 克,木瓜 25 克;痛痹取川乌、草乌、当归、生香附、牛膝各 10 克,茅术 1 克,鸡血藤、郁金香、独活各 6 克,木瓜、川芎各 12 克,细辛 3 克。药物放入 3 升水中煮 30～40 分钟,趁热熏洗患处;然后将药汁倒出,用干净毛巾蘸药汁热敷患处。可如此反复 3 次,早晚各 1 次,5～10 日为 1 个疗程。

### 4. 预防调护

● 注意防寒,防潮,避免风寒湿之邪侵入人体。汗出勿当风,劳动或运动后不可乘身热汗出入水洗浴等。

● 患者应加强个体调摄,如房事有节,饮食有常,劳逸结合,起居作息规律化等。积极参加各种体育运动,以增强体质,提高机体对外邪的抵抗力。

●患者对寒凉之品不宜多食。

（张建福　李　旭　刘玉明）

## 淋　证

淋证是指小便频数短涩，淋漓刺痛，欲出未尽，或兼小腹拘急引痛，溲有沙石的病证。淋证是中医的病名，其临床表现类似于西医的尿道炎、膀胱炎、肾盂肾炎、前列腺疾病、泌尿系结石、肿瘤以及乳糜尿等。

淋证是主要因饮食劳倦、湿热侵袭而致肾脏亏虚，膀胱湿热，气化失司，以小便频急，滴沥不尽，尿道涩痛，小腹拘急，痛引腰腹为主要临床表现，且与肝脾有关，其病机主要是湿热蕴结下焦导致膀胱气化不利。根据淋证的临床表现又可分为：①热淋。起病多急骤，或伴有发热，小便赤热，溲时灼痛。②石淋。以小便排出沙石为主症，或排尿时突然中断，尿道窘迫疼痛，或腰腹绞痛难忍。③气淋。小腹胀满较明显，小便艰涩疼痛，尿后余沥不尽。④血淋。溺血而痛。⑤膏淋。见小便浑浊如米泔水或滑腻如膏脂。⑥劳淋。小便不甚赤涩，但淋漓不已，时作时止，遇劳即发。

### 1. 单偏验方

取耳部肾、膀胱、三焦、输尿管、尿道、外生殖器等穴，将王不留行籽用胶布贴于所选穴位上，每穴压一粒，并每日按压5次，每次10～20分钟。每次选3～4穴，两天换1次。耳穴压豆之前20分钟多饮水，并适当增加活动量，促进结石排出。

### 2. 药膳食疗

●鲜车前草60克（干品30克），猪小肚2个，加清水煲烂，饮汤食肚肉。适用于热淋。

●金钱草50草，薏苡仁60克，鸡内金20克，水煎取汁，加适量白糖代茶饮用。适用于石淋。

### 3. 贴敷熨灸

●虎杖100克，乳香15克，琥珀10克，麝香1克，研成细末，用葱

83
一般常见病症
简便疗法

白和诸药捣融成膏状;选神阙、膀胱俞、肾俞等穴,取药膏如硬币大小放于胶布中间,贴敷穴位,每日一换。主治石淋,血淋。

## 雷诺病

雷诺病即雷诺综合征,又称肢端动脉痉挛症,是由于支配周围血管的交感神经功能紊乱,引起肢端小动脉痉挛导致手或足部一系列皮肤颜色改变的综合征。传统上分为二型:①原发性即雷诺病,不能找到任何潜在疾病而症状缓和者。②继发性者又称雷诺现象,兼患一种或几种疾病,症状比较严重。表现为双手或双足在遇寒或情绪激动时,指(趾)末端苍白、青紫、发红。症状常反复发作,严重患者即使在温暖环境,没有任何刺激的情况下也可发作。一般女性患者多见,双手发病率高于双脚。

### 1. 单偏验方

●猪蹄 1 只,毛冬青 30 克,鸡血藤 50 克,丹参 50 克。猪蹄洗净与上述药一起煮,猪蹄烂熟后,弃药渣,吃猪蹄喝汤。孕妇禁用。

●当归 20 克,大枣 40 枚,煨熟后吃枣喝汤。

●鸡蛋 1 只,黑木耳 15 克,紫菜 10 克,煮汤后加作料食。

●生肌散、煅象皮、乳香、没药各 6 克,煅石膏 12 克,珍珠 0.9 克,血竭 9 克,冰片 3 克,研细末,扑于患肢坏疽处,每日 1～2 次。

●取耳部交感、心、肾、皮质下、内分泌等穴,用绿豆或王不留行籽置于菱形胶布上,压于耳穴上。每次选 3～5 穴,每天按压 3～5 次,每次 3～5 分钟,以出现麻、胀、痛、热为度。每次贴一侧,保留 3～5日,6～10 次为 1 个疗程。每个疗程间隔 7 日左右。

### 2. 贴敷熨灸

●硫黄 20 克,血竭 10 克,丁香 10 克,白胡椒 6 克,研成细末后用醋调成糊状,敷于手足心,每 2 日换 1 次。

●将等量附子、川乌、丁香、皂矾、白胡椒研成末后装入手套内,套在手指或足趾上。

●取阳池、足三里穴,用艾条温和灸,每次 30 分钟,每周治疗 6次,4 个月为 1 个疗程。

●青麻搓成直径约 5 毫米的线,浸泡进麝香药酒中。取耳部交感、心、肾、皮质下、内分泌等穴,用雀啄灸法。每次选 3～5 穴,灸 20～30 分钟,使整个耳郭发热,并感觉传到患肢为佳。每日 1 次,10 次为 1 个疗程。

●大黄(或黄芩)600 克熬成浓汁,用凡士林调成膏,加油纱布,经高压蒸汽灭菌后,外敷创口,每日换药 1 次。适用于湿热型溃疡创口化脓者。

●当归 60 克,白芷 15 克,紫草 6 克,甘草 36 克,血竭、轻粉各 12 克,白蜡 60 克,麻油 500 克。前 4 味药放入麻油内浸泡 5 天,再煎,过滤去渣,继加热熬油,至滴水成珠;再把血竭、白蜡放入油内熔化后,入轻粉搅成膏,加纱布条经高压蒸汽灭菌后而成。每日或隔日换药 1 次。适用于湿热型脓液少的溃疡。同时加内服中药。

3. **洗浴熏蒸**

●葱白 30 克,生姜、桂枝、红花、地肤子各 15 克,煎汁熏洗患处。每日 1 次,每次 30 分钟左右。

●苍术、附子、川乌、草乌、生麻黄、甘草、红花各 10 克,煎水熏洗患处。破溃者不可用。

●解痉止痛散、川乌、草乌、细辛、三棱各 25 克,透骨草、肉桂、红花、苏木、桃仁各 50 克,煎汁熏洗患处。每日 1 次,每次 30 分钟左右,10～15 日为 1 个疗程。

●活血止痛散、透骨草、延胡索、当归尾、姜黄、花椒、海桐皮、威灵仙、川牛膝、乳香、没药、羌活、白芷、苏木、五加皮、红花、土茯苓各 10 克,煎汁熏洗患处。每日 1 次,每次 30 分钟左右,10～15 日为 1 个疗程。

●水蛭、地龙各 30 克,土鳖虫、桃仁、苏木、红花、血竭、乳香、没药各 10 克,川牛膝 15 克,桂枝 20 克,甘草 45 克。水煎取液,倒入木桶内浸洗,每日 2 次,每日 1 剂,每次 30 分钟,15 日为 1 个疗程。

●透骨草 30 克,当归、赤芍、花椒、苏木各 15 克,生南星、生半夏、生甘草、川牛膝、白芷、海桐皮各 9 克,浓煎至 200 毫升,趁热将纱布浸透后敷患处。每日 2 次,每次 1～2 小时,每日 1 剂,15～30 天为 1 个疗程。

●红花、花椒、艾叶适量,水煎,趁热熏洗患肢,稍凉后浸洗患肢。每次 30～40 分钟,每日 3 次,10～15 日为 1 个疗程。

**4. 预防调护**

●防寒保暖和避免接触冰冷物体,对减少或防止末梢动脉痉挛至为重要。保持全身及四肢暖和。

●平时要细心保护手指,以免受损伤。

●日常生活中可饮少量酒类饮料,有利于扩张血管,减轻病症。但必须戒烟,因吸烟能使血管收缩,加重病情。

●保持心情舒畅,因疾病属良性,不会引起残废。

●根据医嘱服用扩血管药物。

（张建福　廖宏伟　刘玉明）

## 带状疱疹

带状疱疹是皮肤上出现簇集成群,累累似串珠而如火燎样疼痛的疱疹,因其多发于腰胁部故又称为"缠腰火丹"、"串腰龙"等。多为风火之邪外侵,肝脾失调,湿热内蕴,壅阻于肌肤而发。现代医学认为本病为病毒感染所致,病毒与神经末梢有一定亲和性。

发病前多有外感发热症状,受侵区域呈烧灼样刺痛,皮肤感觉过敏,疼痛 1～2 日后出现疱疹。好发于腰胁部,也可见于胸部和面部。病程约 2～3 周,若未继发感染可自愈。

疱疹呈紫红色,聚集成群,沿感觉神经呈带状分布,突出于皮肤表面,周围有炎性红肿,疱疹间皮肤正常。丘状疱疹迅速变为小水疱,伴烧灼样刺痛,严重者可出现血疱。1～2 周后水疱吸收痊愈,常留痂痕,麻木,暂时性色素沉着,疼痛可继存。

全身可伴有轻度发热,眩晕,心烦,疲乏,胃纳不佳,夜寐不安等症状。

**1. 单偏验方**

●龙胆草 10 克,栀子 12 克,黄芩 10 克,柴胡 8 克,生地 15 克,木通 6 克,板蓝根 30 克。每日 1 剂,水煎服。适用于肝火盛,见皮肤红赤,疱疹如粟,密集成片,灼热疼痛,一般不糜烂者。

●苍术 7 克,茯苓 12 克,泽泻 10 克,栀子 10 克,滑石 18 克,木通 6 克,生薏苡仁 30 克,厚朴 6 克。适用于水疱大如黄豆,或黄或白,容易糜烂,疼痛较重者。

●蒲公英 15 克,板蓝根 5 克,金银花 9 克,连翘 9 克,黄芩 9 克,朱茯神 9 克,柏子仁 9 克,生甘草 6 克。水煎服。

●板蓝根、大青叶各 30,水煎服。

●雄黄粉用醋调成糊状,涂局部。

●煅石膏 350,黄丹 100 克。共研极细末,用适量麻油调成软膏状,密闭储藏以备用。用时将药膏摊在油纸上,贴在患处,每日 1～2 次。

●儿茶 6 克,五倍子 6 克,冰片 0.6 克,马钱子 6 克,炉甘石粉 6 克,黄连末 1 克。用白醋或冷开水调成糊状,外敷。

●柿油 100 毫升,沸雄黄 5～8 克,混合调匀后备用。用时以鹅毛或软的小刷子蘸药涂擦在患处,第一日 5～10 次,以后可适当减少,一般用药 4～7 日可愈。

2. **推拿按摩**

●沿疱疹外缘掐按,并从四周向其外缘行内聚推法推 5 分钟左右。

●揉拿手三阴经,并点按合谷、内关、外关、曲池穴。

●揉拿足三阳经,并点按阳陵泉、蠡沟等穴。

●揉拿足三阴经,并点按足三里、三阴交、复溜穴。

●用手掌或鱼际沿疱疹外缘向患处摩运约 3 分钟。

3. **贴敷熨灸**

●黄连 30 克,蚤休 50 克,明雄黄 60 克,琥珀 90 克,明矾 90 克,蜈蚣 20 克。先将蜈蚣放焙箱烤黄,然后取上药研为细粉,经 100 目筛选过,混匀,装瓶备用。用时取药粉适量,用麻油调成糊状,将药糊涂在纱布上敷贴患处,每日 1 次,一般连用 3～6 日。

●蚤休 30 克,金银花 10 克,雄黄 30 克,儿茶 60 克,半边莲 60 克,蛇床子 90 克,白鲜皮 60 克,白英 90 克,浸入 100 毫升 75％乙醇中,浸泡 1 周后,过滤装瓶备用。用时取药液湿敷患处,每日 4 次,一般连续敷 4～6 日可愈。主治带状疱疹溃破糜烂渗出者。

●在疱疹间做广泛温和灸,局部出现剧烈瘙痒,继之痒感变成热烫感,即可停灸。如合并感染,用 75％乙醇棉球消毒患处,七星针叩破脓疱,干棉球吸尽渗液。用过氧化氢洗后用生理盐水清洗。如前灸法,灸毕,以甲紫外涂。每日 1 次,一般连用 3～6 日。

●念盈药条适量,点燃药条一端,在病变部位均匀缓慢地向左右上下回旋移动,灸 20～30 分钟,灸 1 次即可。

●将灯心草蘸麻油点燃后,灸灼疱疹顶端,见疱疹尖顶部结痂即停止,灸 1 次即可。

**4. 洗浴熏蒸**

青蒿草 500 克煎汤,待药汤温度降至皮肤能耐受时,反复淋洗患处,每日 1 次,一般 5～7 次。

**5. 预防调护**

●本病治疗过程中,注意不要触摸疱疹,以免破溃引起继发感染。

●饮食宜清淡,勿食辛辣之品,忌烟酒。

(张建福　廖宏伟　李彦丰)

## 湿 疹

湿疹是以皮疹特征命名的一种最常见的皮肤病,小儿尤为多见,是一种过敏性炎症性皮肤病。其特点为多形性皮疹,渗出倾向,对称分布,易于复发和慢性化,自觉剧烈瘙痒。湿疹目前多认为是由于复杂的内外因素激发而引起的一种迟发性变态反应,患者往往是过敏体质,与遗传因素有关,故在特定的人群中发病。常见的内在因素有胃肠功能紊乱、神经功能障碍、内分泌失调、体内有感染病灶、肠道寄生虫等,外界因素有日晒、风吹、寒冷、搔抓以及接触肥皂、化妆品等。进食辛辣刺激性食物也可使某些人湿疹加重。

湿疹临床症状变化多端,但根据发病过程中皮损表现不同,可分为急性、亚急性和慢性 3 种类型。急性湿疹皮损呈多形性,常循一定规序发生,开始为弥漫潮红,以后发展为丘疹、水疱、糜烂、渗液、结痂,常数种皮损同时并存,自觉灼热及剧烈瘙痒。亚急性湿疹介于急性与慢性湿疹间的阶段,常由于急性湿疹未能及时治疗或治疗不当,使病程迁延所致,皮损较急性湿疹轻,以丘疹、结痂、鳞屑为主,仅有少量水疱及轻度糜烂。慢性湿疹常由于急性和亚急性湿疹处理不当,长期不愈或反复发作转变而来,多局限于某一部位,如手、小腿、肘窝、阴囊、外阴等处,境界明显,炎症不著,患处皮肤肥厚粗糙,嵴沟明显,呈苔藓样变。颜色为褐红或褐色,表面常附有糠皮状鳞屑,伴有抓痕、结痂及色素沉着。部分皮损上似可出现新的丘疹或水疱,抓破后有少量浆液渗出。

中医认为本病常因饮食失节、嗜酒或过食辛辣腥发动风之品,伤及脾胃,脾失健运,致使湿热内蕴,又外感风湿热邪,内外两邪相搏,充于腠理,浸淫肌肤而发生。或因素体虚弱,脾为湿困,肌肤失养。或因湿热蕴久,耗伤阴血,化燥生风,而致血虚风燥,肌肤甲错。

**1. 单偏验方**

●炉甘石、赤石脂、熟石膏、滑石粉、枯矾各 30 克,冰片 5 克。将上药共研粉末装瓶备用。可直接扑撒患处,适用于湿疹急性期有糜烂渗出者。

●黄柏 30 克,冰片 20 克,青黛粉 20 克,苍术 5 克,白矾 10 克,石膏 100 克。将黄柏、苍术烤干后共研细粉,白矾、石膏用火烧透后研成粉末,青黛、冰片制成粉末,各药混后均匀过筛后装瓶备用。

●败酱草 50 克,苦参 15 克,蛇床子 30 克,川柏 10 克,明矾 6 克,马尾连 10 克,加水适量,煮沸 20 分钟剩药液 500～1 000 毫升,熏洗患处,每日 2 次。对外阴湿疹效果尤佳。

●马齿苋 60 克,黄柏 20 克,地榆 15 克,苦参 10 克,苍术 15 克,上药共加水 1 200 毫升,煎 3 遍混合备用,用 4～8 层的纱布或口罩垫于患处湿敷。每日 2 次,每次 15 分钟。适用于急性湿疹。

●苦参、白矾各 15 克,黄柏 9 克,加 500～1 000 毫升水,煎沸温洗患部,每日 3～4 次。适用于急性湿疹。

●在疾病初期,仅有皮疹、潮红丘疱疹而无渗液,可用祛湿散,或滑石粉 30 克、寒水石粉 10 克、冰片 2 克,混匀一日多次频频撒扑。若有渗液不多者,用三黄洗剂外擦,每日 5～6 次。糜烂水疱渗出较多者可用马齿苋 60 克加水 2 000～3 000 毫升,煮沸 15～20 分钟,冷却后湿敷。或用黄柏、生地榆各 30 克加水 2 000 毫升,煮沸 15～20 分钟,冷却后湿敷。亦可用蒲公英、龙胆草、野菊花各 20 克,煎水待冷后湿敷。糜烂水疱结痂时,用黄连青黛散麻油调搽,每日 3 次;或祛湿散或三妙散用植物油或甘草油适量调匀外用,每日 2～3 次。

●亚急性期一般用三黄洗剂或青黛散麻油调搽均可,或用祛湿散、三妙散油调外用,每日 3 次。

●慢性期用青黛膏或皮脂膏外涂,每日 2～3 次。或青黛膏加热烘疗法,每日 1 次。

**2.贴敷熨灸**

取大椎、曲池、三阴交、血海、足三里等穴,艾灸。每日 1～2 次,每穴灸 20～30 分钟,5～7 日 1 个疗程。适用于各种湿疹。

**3.预防调护**

●去除一切可疑的致病因素,避免各种外界刺激,如热水洗烫、用力搔抓、过多地使用肥皂、不适当的外用药等。

●饮食要清淡,多食水果、蔬菜、豆类及高纤维素类食物,避免易致敏和刺激性食物,如鱼、虾、辣椒、浓茶、咖啡、酒类等。

●应避免过劳及精神紧张,保持皮肤清洁,避免继发感染。

## 荨麻疹

荨麻疹,又称风疹、隐疹等,是一种常见的皮肤病。发病突然,消退迅速,其特征是皮肤上出现鲜红色或苍白色的瘙痒性团块,多因肌表腠理不固,风邪侵袭遏于肌肤而成,或因体质因素不耐鱼虾荤腥等食物而发。临床表现:①发作突然,瘙痒难忍,消退迅速,急性短期发作后多可痊愈,慢性常反复发作,可历数日或经久难愈。②好发于春季或发于接触虾蟹及花粉、药物等致敏原后。③皮肤突然出现疹块,高出皮肤表面,此起彼伏,疏密不一。其颜色或苍白或鲜红,瘙痒异常,抓挠或遇风加剧,消退快但不遗留痕迹,有时一天就发作数次。④全身可伴有发热、口渴、畏风、肢体酸楚、神疲纳呆等症状。

**1.单偏验方**

●韭菜根适量,捣烂布包摩擦患处。

●苍耳子、苍术各 30 克,水煎洗患处。

●食盐 15 克,白矾 15 克,大蒜(打碎)15 克,水煎,趁热搽患处。

●麻黄 5 克,蝉蜕 7 克,槐花 7 克,黄连 3 克,浮萍 7 克,甘草 3 克,水煎服。

●麦麸 1 500 克,用文火炒热,加醋再炒,趁热擦身,至有微汗为止。每日 1～2 次。

●取耳穴肺、荨麻疹点、神门为主穴,以心、肾上腺、内分泌、枕、神经衰弱点为配穴,据症选用。将王不留行籽置于小块正方形胶布上粘贴于两侧耳穴。每日适度揉按捏压局部 5 次,每次 15 分钟,10 日为 1 个疗程,多数 2 个疗程见效。

●沙姜片、香附、苍术、山奈、白芷、雄黄、硫黄、艾叶各 10 克,丁香 19 克,研细末,加入适量冰片混匀,密封备用。取 20 克装一小布袋中,挂于颈项部或放衣袋内,另装一袋放枕头或床单下。一袋可使用 3 个月。适用于丘疹性荨麻疹的预防,疗效显著。

●蛇床子、百部各 25 克,浸入 100 毫升 50％乙醇中泡 24 小时,过滤装瓶备用。涂擦患处每日 3～5 次。

●荆芥穗 30 克,研成细粉,纱布包裹,扑撒在皮肤上,并用手来回揉搓,至皮肤发热为度。

●麦麸 250 克,醋 500 毫升,混合并搅拌均匀,入铁锅内炒热,装入布袋,搓擦患处。适用于风寒型荨麻疹。

### 2. 效验推拿

●用双手揉拿项部肌肉,并点按大椎、风池 2～3 分钟。

●用双手拇指推揉肺俞、膈俞、肝俞、脾俞约 3 分钟,至发热为度。

●用双手揉拿手三阳经,并点按曲池、合谷穴 2～3 分钟。

●按摩腹部并点按中脘、天枢、关元、气海穴 2～3 分钟。

●提拿足三阳经并点按委中、血海、三阴交、风市穴 2～3 分钟。

### 3. 贴敷熨灸

●苦参 30 克,防风 30 克,氯苯那敏 30 克,各自单独研为细末,分别储瓶密封备用。临用时各取 10 克混合均匀,纳入脐,以纱布覆盖,胶布固定。每日 1 次,10 日为 1 个疗程,连续至痊愈为止。

●取穴曲池、合谷、血海、风市、三阴交,风热型加大椎,风湿型加阴陵泉。每穴艾炷灸 5～10 壮,每日 2 次。亦可用艾条悬灸。

**4. 洗浴熏蒸**

●蛇床子 20 克,明矾 12 克,花椒 6 克,土茯苓 30 克,白鲜皮 15 克,苦参 30 克,荆芥 12 克,食盐 20 克,加水 2 000 毫升,煎煮至 1 000 毫升。将药液倾入盆内,加温水适量,入盆浸浴,用毛巾边擦边洗,至药液渐凉为度。每日 1 次,每剂药可煎用 2～3 次。适用于周身起风团剧痒者。

●蟾蜍 3～4 只,去内脏,洗净后加水煎至极烂,用纱布过滤去渣,用汤淋洗患处。

●紫背浮萍(鲜品加倍)、蚕沙各 100 克,包煎至沸后约 10 分钟,取汁 3 000～5 000 毫升,待温后用干净毛巾蘸药汁,从头部向下肢擦洗,每日 1～2 次,每次 10～15 分钟。

●夜交藤 200 克,苍耳子、白蒺藜各 100 克,白鲜皮、蛇床子各 50 克,蝉蜕 20 克,加水 5 000 毫升,煎煮 20 分钟后,趁热先熏患处。待温后,用毛巾浸药液外洗患处,每剂可洗 3～5 次,一般熏洗 2 小时后全身风团消退。适用于各型荨麻疹。

**5. 预防调护**

●注意锻炼身体,增强机体抗病能力。

●春天勿接触花粉等致敏原。

●天气转冷及时加换衣服。

(张建福　廖宏伟　刘玉明)

# 妇科常见病症简便疗法

................................■................

## 月经不调

妇女正常月经周期为 28～30 日，但提前或延后 7 日以内仍属正常。月经持续时间一般 3～7 日，一次月经出血量为 30～50 毫升。月经的周期、持续时间或经量发生异常改变称月经不调，包括月经先期、月经后期、月经先后无定期以及月经过多、过少等。主要表现为月经周期、经色、经量、经质等不规律的变化，并可伴有头晕、腰酸、小腹隐痛或胀痛、心烦易怒，畏寒喜暖等。月经失调是妇科常见病，常与精神刺激（长期的精神压抑，生闷气或遭受重大精神刺激和心理创伤），过度节食（能量摄入不足，造成体内大量脂肪和蛋白质被耗用，致使雌激素合成障碍），经期寒冷刺激和烟酒嗜好等因素密切相关。此外，许多全身性疾病如血液病、高血压病、肝病、内分泌病、流产、宫外孕、葡萄胎、生殖道感染、肿瘤等均可引起月经失调。

其中，月经先期是指月经周期提前 7 日以上，甚至半月一行，连续 3 个月经周期以上；月经后期是指月经周期超过 35 日，连续 3 个月经周期以上。

### 1. 药膳食疗

●大枣 20 枚，益母草 10 克，红糖 10 克，加水炖，饮汤。每日早晚各 1 次。适用于经期受寒所致月经后延、月经过少等症。

●鸡蛋 2 个，益母草 30 克。将鸡蛋洗净同益母草加水共炖，蛋熟后去壳，再煮 20 分钟吃蛋饮汤。适用于瘀血阻滞所致的月经过少、月经后延症。

● 当归、生姜各 10 克,羊肉片 100 克,加水同煮,熟后加盐饮汤食肉。适用于月经后延量少。

● 龙眼肉 50 克,鸡蛋 1 个。先煎龙眼肉 30 分钟,打入鸡蛋共炖至熟,早晚各 1 次,连服 10 天。适用于虚证月经不调。

● 鲤鱼 500 克,黄酒 260 克,鱼肉与黄酒同煮吃,鱼骨焙干研末,早晨用黄酒冲服。适用于经多不净者。

**2. 推拿按摩**

● 搓揉手掌:双手掌相对密合,用力搓揉 2 分钟,使双手掌温热,温暖手三阴经。

● 按摩三阴交、血海穴各 1 分钟。

● 按摩小腹:用手掌轻揉小腹及位于小腹部任脉循行上的关元、气海穴 2 分钟。

● 按摩腰部肾俞穴:双手掌向后放在腰部,在肾俞穴上面来回按摩 1 分钟。

**3. 贴敷熨灸**

● 红蓖麻子仁 15 克,去壳捣如泥,剪去头发敷于百会穴,绷带上下包扎,血止后洗去。适用于月经过多的月经不调。

● 大黄 128 克,玄参、生地、当归、赤芍、白芷、肉桂各 64 克,麻油 1 000 克熬,黄丹 228 克收膏,取适量贴关元处,每日 1 次,月经前后 10 日用,3 次为 1 个疗程。适用于血热型月经不调。

● 当归 30 克,川芎 15 克,白芍 9 克,五灵脂 9 克,延胡索 9 克,苍术 9 克,白术 9 克,乌药 9 克,小茴香 9 克,陈皮 9 克,半夏 9 克,白芷 9 克,柴胡 6 克,黄连 3 克,炒吴茱萸 3 克。月经先期加黄芩、丹参、地骨皮各 6 克,后期加肉桂、干姜、艾叶各 6 克,干血痨加桃仁、红花、大黄、生姜、大枣各 6 克。烘干研为细末,过筛,瓶装备用。取药粉适量,醋或酒调成膏,纱布包裹,敷于神阙、丹田穴,外敷塑料薄膜、纱布,胶布固定,再加热敷,1 次 30 分钟,每日 2~3 次。适应于各型经期不准或痛或不痛者。

**4. 预防调护**

● 了解一些月经生理卫生常识,消除恐惧及紧张心理。

● 注意休息,减少疲劳,加强营养,养成运动习惯,增强体质。

● 避免强烈的精神刺激,保持心情愉快。

● 注意经期及性生活卫生,防止经、产期上行感染。经期应注意保暖,忌寒、凉、生、冷刺激。

● 平时要防止房劳过度,经期绝对禁止性生活。

(张建福　张中义)

## 闭　　经

闭经是妇科疾病中常见的症状,通常按闭经出现的时间分为原发性和继发性两类。年逾 18 周岁而月经尚未来潮者,称为原发性闭经;而在月经周期建立以后,非生理性停经达到或超过 3 个月者,称为继发性闭经。

中医认为闭经多因先天不足或后天损伤,致经源匮乏,血海空虚;或因邪气阻隔,胞脉壅塞,冲任阻滞,血海不满不溢。临证常分为肝肾不足,气血虚弱,阴虚血燥,气滞血瘀,痰湿阻滞五型。

1. **中成药治疗**

● 调经甘露丸。每服 3 克(1 丸),每日 2 次。具有化瘀通经的作用,主治血瘀经闭,胸胁胀满,午后发热。

● 大黄䗪虫丸。每日 2 次,1 次 1 丸口服。具有破血通经之效,主治妇人经闭不通,血瘀成块,腹胀烦闷,午后发热。

● 八宝坤顺丹。每日 2 次,每次 1 丸口服。适用于气血两亏、肝郁所致之闭经。

● 艾附暖宫丸。每日 2～3 次,1 次 1 丸口服。具有理气补血、暖宫调经之效,适用于寒湿阻滞之闭经。

2. **药膳食疗**

● 桃仁 12 克,新鲜牛血(已凝固者)200 克,加清水 500 毫升煲汤服,加食盐少许调味,每日 1～2 次。适用于血瘀性闭经。

● 丹参 30 克,鸡蛋 2 枚,共煮 2 小时,吃蛋饮汤。本方可连续服用,适用于血虚闭经。

3. **推拿按摩**

● 以按、揉、点为主,先用两拇指按揉膈俞、肝俞、脾俞、肾俞、八髎等穴,共按揉2～3分钟,再点按气海、关元、足三里、地机、三阴交等穴,共点按5～6分钟。6次为1个疗程,每日或隔日1次。

●取耳穴肾、子宫、附件、盆腔、内分泌、肾上腺、皮质下、卵巢,配膈、肝、脾、心、腰痛点。以王不留行籽用胶布贴压穴处,主穴必贴,配穴随症选用,每次单侧,左右交替,每日按压3～4次,每次15～20分钟。隔日1次,15次为1个疗程,连贴2个疗程,间隔半月可续贴。适应于月经过多的月经不调。

**4. 贴敷熨灸**

●乳香、没药、白芍、牛膝、丹参、山楂、广木香、红花各15克,烘干,研为细末,过筛,再将冰片1克调入重研一遍,装瓶备用。临床用20克生姜汁或黄酒适量调为稠膏,敷神阙及子宫穴,上置塑料薄膜、纱布覆盖,胶布固定。2日换药1次,连用至月经干净,3个月1个疗程。适用于气滞血瘀型月经不调。

●取穴归来、血海、三阴交,配行间、太溪(经行先期)、足三里、公孙(经行后期)、命门、关元、太冲(经行先后不定期)。每日艾炷灸2次,每穴灸5～10壮,至愈为止。也可艾条悬灸。适应于月经周期异常的月经不调。

**5. 预防调护**

●节饮食,不宜过食生冷、肥甘厚腻、辛辣香燥食物。

●调情志,保持心情舒畅。

●节房事,采取避孕措施,避免多次人流及清宫。

●合理服用药物,不宜长期服用某些药物,如避孕药、减肥药等。

(张建福　张中义　孔　超)

## 痛　经

痛经是一种很常见的女性经期病症,一般指女性在经期及其前后,出现小腹或腰部疼痛,甚至痛及腰骶。每随月经周期而发,严重者可伴恶心呕吐、冷汗淋漓、手足厥冷,甚至昏厥,给工作及生活带来影响。

痛经是妇科常见病和多发病,病因多,病机复杂,多反复,治疗棘手。尤其是未婚女青年及月经初期少女更为普遍。表现为妇女经期或行经前后,大多开始于月经来潮或在阴道出血前数小时,周期性发生下腹部胀痛、冷痛、灼痛、刺痛、隐痛、坠痛、绞痛、痉挛性疼痛、撕裂性疼痛,疼痛延至骶腰背部,甚至涉及大腿及足部,历时 0.5～2 小时。疼痛部位多在下腹部,重者可放射至腰骶部或股内前侧。约有50%以上患者伴有全身症状:乳房胀痛,肛门坠胀,胸闷烦躁,悲伤易怒,心惊失眠,头痛头晕,恶心呕吐,胃痛腹泻,倦怠乏力,面色苍白,四肢冰凉,冷汗淋漓,虚脱昏厥等。在剧烈腹痛发作后,转为中等度阵发性疼痛,持续 12～24 小时,经血外流畅通后逐渐消失,亦偶有需卧床 2～3 日者。严重影响了广大妇女的工作和学习,降低了生活的质量。

### 1.药膳食疗

●黑豆 60 克,鸡蛋 2 个,黄酒或米酒 100 毫升。将黑豆与鸡蛋加水同煮食用即可。适用于妇女气血虚弱型痛经。

●山楂肉 15 克,桂枝 5 克,红糖 30～50 克。将山楂肉、桂枝装入瓦煲内,加清水 2 碗,用文火煎剩 1 碗时,加入红糖、调匀、煮沸即可。具有温经通脉、化瘀止痛功效,适用于妇女寒性痛经症及面色无华者。

●干姜、大枣、红糖各 30 克。将前两味洗净,干姜切片,大枣去核,加红糖煎,喝汤吃枣。具有温经散寒功效,适用于寒性痛经及黄褐斑。

●生姜 25 克,大枣 30 克,花椒 100 克。将生姜去皮洗净切片,大枣洗净去核,与花椒一起装入瓦煲中,加水 1 碗半,用文火煎剩大半碗,去渣留汤。饮用,每日 1 剂。具有温中止痛功效,适用于寒性痛经,并有光洁皮肤作用。

●红花 200 克,低度白酒 1 000 毫升,红糖适量。红花洗净,晾干表面水分,与红糖同装入洁净的纱布袋内,封好袋口,放入酒坛中,加盖密封,浸泡 7 日即可饮用。每日 1～2 次,每次饮服 20～30 毫升。具有养血养肤、活血通经功能,适用于妇女血虚、血瘀、痛经等症。

### 2.推拿按摩

先用拇指点按肚脐、气海、关元、中极、归来、三阴交,每穴半分钟。然后仰卧位,用右手掌按揉下腹部(脐以下)约 3 分钟,再由脐部向耻骨联合(阴部前方高骨)推摩 30 分钟,要求经前 1 周开始自我按摩,每日 1 次,月经干净后 3 日结束。

### 3.贴敷熨灸

●当归、吴茱萸、乳香、没药、肉桂、细辛各 50 克,樟脑 3 克。先将当归、吴茱萸、乳香、没药、肉桂、细辛水煎 2 次,煎液浓缩为糊状,混入适量乳香、没药液(溶于 95％乙醇),烘干后研细末,加樟脑备用。月经前 3 日取药粉 5 克,用黄酒调为糊状,外敷脐,用胶布固定,药干则调换 1 次药,月经 3 日后取下。每月 1 次,连续使用,治愈为止。

●将肉桂 10 克,吴茱萸 20 克,茴香 20 克,研为末,用白酒调成糊状加热敷脐,每日 1 次,经前连用 3 日。适用于寒凝血瘀型痛经。

●斑蝥、白芥子各 20 克,研极细末,以 50％二甲基亚砜调配成软膏。取中极或关元穴,交替使用,每次于经前 5 日贴敷第一次,月经始潮或始觉腹痛贴第二次,两个月经周期为 1 个疗程。贴时,取麦粒大之药膏置于胶布上贴敷。一般贴 3 小时揭去药膏,可出现水疱并逐渐增大,2～3 日后渐干瘪结痂。如水疱擦破,涂甲紫药水以防感染。

●取关元、气海、曲骨、外陵、三阴交穴,按艾卷温和灸法操作,每次选用 3 个穴,每穴施灸 20 分钟左右,连续治疗 4 日。腰痛重者,加灸肾俞。4 次为 1 个疗程,治疗间隔 4 日。适应于痛经,一般在月经来潮前 2 日施灸。

●川牛膝、乳香、没药、白芍、丹参、红花、山楂、广木香各 15 克,共研细末,加冰片 1 克,混合后贮瓶备用。敷灸时每次取上药 30 克,以姜汁(或黄酒)适量调和糊膏状,分别敷于神阙、子宫穴,上盖纱布(或油纸),橡皮膏固定即可,2 日换 1 次药,应于月经前 3 日(或经期)敷灸。

### 4.预防调护

注意经期,产后卫生;经期保暖,避免寒冷刺激。精神愉快,保持良好心态。饮食避免寒凉生冷、辛辣刺激食物。

(张建福　张中义　廖宏伟)

## 功能性子宫出血

功能性子宫出血是一种常见的妇科疾病,是指异常的子宫出血,经诊查后未发现有全身及生殖器官器质性病变,而是由于神经内分泌系统功能失调所致。表现为月经周期不规律,经量过多,经期延长或不规则出血。根据排卵与否,通常将功能性子宫出血分为无排卵型及排卵型两大类,前者最为多见,占80%～90%,主要发生在青春期及更年期,后者多见于生育期妇女。正常月经周期有赖于中枢神经系统控制,下丘脑—垂体—卵巢性腺轴系统的相互调节及制约。任何内外因素干扰性腺轴的正常调节,均可导致功能性子宫出血。

1. **单偏验方**

●椿根白皮30克,水煎服。

●鸡冠花30克,水煎服。

●生藕160克,捣取汁,热水冲服。

●地榆根(炒焦)、柏叶(炒炭)各30克,水煎服。

●莲须烧炭研为细末,黄酒送下。

●棉花籽炭、陈棕炭、贯众炭各10克,共为细末,每次服10克,每日2次。

●向日葵盘烧炭存性,研为细末,每次服10～15克,开水送下。

●乌梅10个,加醋煎,剩一半(药汁约120克),一次服下。

●鲜艾叶50克,水煎,用药汁冲醋30克,内服。

●老丝瓜焙黄为末,每服10克,黄酒送服。

2. **药膳食疗**

●乌贼骨30克,当归30克,鸡肉100克,精盐、味精适量。鸡肉切丁,当归切片,乌贼骨打碎,装入陶罐内加清水500毫升,精盐适量,上蒸笼蒸熟,每日1次。一般3～5次可见效。乌贼骨有收敛止血的作用,当归和鸡肉都是补血佳品,对血虚型功能性子宫出血颇具疗效。

●玉米须30克,瘦肉120克,精盐适量,味精少许。将瘦肉切块,与玉米须一同放入陶罐内,加水500毫升,上蒸笼加盖清蒸至肉熟,加精盐、味精，趁热服用。玉米须有凉血止血的作用，民间常用其治疗"红崩"，瘦肉能补血，两者配合，治血热型功能性子宫出血疗效显著。

●鲜益母草 30 克，鲜荠菜 30 克，菜油适量。将鲜益母草、鲜荠菜洗净切断。把铁锅放在旺火上倒入菜油烧热，放入鲜益母草、鲜荠菜炒熟即可食用。每日 2 次，服至血止。益母草有活血、破血、调经的作用；荠菜含荠菜酸，能缩短出血、凝血时间，从而达到止血的目的，对血瘀型功能性子宫出血特别有效。

●荔枝干 20 粒，莲子 60 克。将荔枝干去壳和核，莲子去芯，洗净后放在陶瓷罐内加水 500 毫升，上笼用中火蒸熟即可服用。荔枝干营养丰富，能补血健脾；莲子的作用主要是补脾固涩，两者合用，配伍恰当，常用来治疗脾虚型功能性子宫出血。

●净乌梅 1 500 克，加水 3 000 毫升，用炭火煎熬，待水分蒸发至一半，再加水至原量，煎浓，用干净纱布滤去渣，装瓶待用。服用时加白糖调味，成人每次服 5～10 毫升，开水冲服，每日 3 次。

●猪皮 1 000 克，黄酒 250 克，红糖 250 克。将猪皮切成小块，放大锅内，加水适量，以小火煨炖至肉皮烂透，汁液稠黏时，加黄酒、红糖调匀即可停火，倒入瓷盆内，冷却备用，随量佐餐食。具有滋阴养血，止血作用。适用于月经过多，功能性子宫出血及一切出血症。

●乌梅 15 克，红糖 30～50 克，一起入煲，加水一碗半，煎剩至大半碗，去渣温服。具有补血止血，美肤悦颜功效。适用于妇女月经过多或功能性子宫出血症。

●大枣 15～20 枚（去核），猪皮 100 克。将猪皮刮净切成小块，大枣洗净去核，一起装入炖盅内，加清水少量，隔水炖至猪皮熟烂即可。具有补脾和血，增加皮肤光泽及弹性功效。适用于脾虚型崩漏及身体虚弱等症。

●姜汁 3～5 毫升，米酒 20～30 毫升，蚌肉 150～200 克，食用油、精盐各适量。蚌肉剖洗干净，用油炒香后加入米酒、姜汁及适量清水同煮，待肉熟后再加精盐调味。具有滋阴养血，清热解毒，润肤嫩肤功效。适用于月经过多及身体虚弱症。

●鲜藕节、鲜萝卜各 500 克，洗净共捣烂，用干净纱布包裹取汁，加冰糖适量即可饮用。具有清热凉血,止血固经及增白皮肤功效。适用于月经过多等症。

### 3. 推拿按摩

●仰卧,在腹部按摩1~2分钟,再提拿少腹部数次,然后点按气海、三阴交、阳陵泉、曲池各半分钟。继令患者俯卧,在其背腰部按摩各1~2分钟,再点按膈俞、脾俞、胃俞、次髎、调经穴(足底部,与足背临泣穴相对处)各半分钟。

●按揉气海、中脘、三阴交、阴陵泉、调经穴各1分钟,摩腰骶部3分钟,自上而下推擦双下肢5~7次,擦涌泉穴以透热为度。

### 4. 预防调护

生活要有规律,勿过劳。经常参加体育锻炼,增强体质,增加对疾病的抵抗能力。无病早预防。

绝经后又有出血者,及时到医院检查治疗,且勿拖延。

(张建福　王燕伟　廖宏伟)

## 妊娠呕吐

妊娠呕吐,可能与体内人绒毛膜促性腺激素(HCG)增多、胃肠功能紊乱、胃酸分泌减少和胃排空时间延长有关。0.3%~1%的孕妇会发生妊娠剧吐,多见于年轻初产妇,一般认为与 HCG 显著升高有关。其依据是,早孕反应出现与消失的时间与孕妇血 HCG 值上升与下降的时间相一致。精神过度紧张、焦急、忧虑及生活环境和经济状况较差的孕妇易发生妊娠剧吐,提示此病可能与精神、社会因素有关。近年研究发现,妊娠剧吐还可能与感染幽门螺杆菌有关。

妊娠呕吐症状的严重程度和持续时间因人而异,多数在孕6周前后出现,孕8~10周达到高峰,孕12周左右自行消失。多数妊娠剧吐的孕妇经治疗后病情好转,可以继续妊娠。如果常规治疗无效,出现持续黄疸,持续蛋白尿,体温升高持续在38℃以上,心动过速(≥120次/分),伴发 Wernicke 综合征等危及孕妇生命时,须考虑终止妊娠。

### 1. 单偏验方

●生姜10克,橘皮10克,加红糖调味,煮成糖水作茶饮。对妊娠呕吐有缓解作用。

●将生扁豆 75 克晒干,研成细末。每次 10 克,用米汤送服。对妊娠反应有一定疗效。

●霉干菜 15 克,榨菜 15 克,瘦猪肉丝 100 克,食盐、味精适量。共煮汤服,常服可辅助治疗妊娠呕吐。

●鲜柠檬 500 克,去皮核切小块,放入锅中加 250 克白糖浸渍 24 小时,再用小火煨熬至汁液耗尽,待冷却再拌入少许白糖即可食用。每日 1 剂,每日 2 次。

●柿蒂 15 克,灶心土 30 克,水煎滤汁,调白糖服食,治疗妊娠呕吐有一定疗效。

●将甘蔗绞汁,加生姜汁少许,作茶饮,有治疗孕妇口干、心烦、呕吐、恶心等反应的效果。

●乌梅 20 克,山楂 20 克,每日泡茶频服。

2. 贴敷熨灸

●新鲜生姜片少许,贴内关穴,每日 3 次,每次 15～20 分钟。10～12 次为 1 个疗程。

●丁香 15 克,半夏 12 克,共为细末。生姜 30 克煎浓汁,调为糊状,取适量涂敷脐部,外盖纱布,并用胶布固定。适应于各型妊娠呕吐。

●将生姜 6 克烘干,研为细末过筛,以水调为糊状,敷内关穴,也可敷脐,外用伤湿止痛膏固定。适应于各型妊娠呕吐。

●用冷水浸过之湿毛巾敷于颈、胸部,以防止吐药。适用于食入即吐,服药亦吐者。

●用自制艾条(取藿香 50 克研细末,两年以上陈艾叶 250 克,揉搓成绒团状,两药混合均匀,用细麻纸或易燃的薄纸卷裹成)或选药店出售的纯(清)艾条点燃,对准选定穴位,距皮肤 3 厘米左右行温和灸,直至所灸穴位的皮肤潮红为止。每天 1～2 次,每次 15～20 分钟。10～12 次为 1 个疗程。

●用艾条灸间使穴,每次 15 分钟。适用于食入即吐者。

3. 预防调护

居住环境宜清净。勿食肥腻食物。心情舒畅,勿为忧思惊恐所扰。

## 产后缺乳

妇人产后在哺乳期乳汁甚少或全无，不能满足婴儿的需要，称为产后缺乳，或称乳汁不足。

现代医学认为，缺乳主要是营养不良和内分泌功能不协调所致，与乳腺发育不良或产后失血、调养不当、精神刺激、过度疲劳因素密切相关。

中医认为，因气血虚弱或肝郁气滞或痰湿壅阻所致。气血亏虚者，乳房柔软无胀痛感，伴面色无华，头晕目眩，心悸乏力；肝郁气滞者见乳房胀痛且硬，伴胸胁胀满，脘闷不舒；痰湿壅阻者，乳房丰满柔软无胀感，伴形体肥胖，胸闷脘痞，泛恶。

**1. 药膳食疗**

●猪蹄 1 只，木瓜 500 克，章鱼 150 克，共煲汤饮食。

●生黄芪 30 克，当归 9 克，炖猪蹄 1 只。

●猪蹄 2 只，通草 20 克，同炖。去通草，食猪蹄饮汤。

●猪蹄 1 只，王不留行 30 克，共煮，食肉喝汤。至下奶为止，疗效极好。

**2. 推拿按摩**

（1）气血虚弱：

●拇指按揉乳根穴 2 分钟。

●用五指指腹轻轻拿捏乳房 20 次，抖动 2 分钟。

●用掌按法持续按压中脘 3 分钟。

●用掌摩法顺时针方向摩腹部 3 分钟。

●用拇指按揉两下肢足三里、血海、三阴交穴各 1 分钟。

●用两手拇指同时从上到下点按脊柱两侧穴位。

●用掌擦法擦左侧背部脾胃区，以热为度。

（2）肝郁气滞：

●以手掌在乳房周围摩揉 5 分钟。

- 擦两胁 3 分钟。
- 按揉章门、期门、阴陵泉、太冲、三阴交各 1 分钟。
- 用推法推背部两侧膈俞、肝俞、脾俞穴各 2 分钟。

### 3. 贴敷熨灸洗

- 萱草根 30 克,通草 20 克,当归 6 克,芙蓉花叶 60 克,捣烂,敷贴患处或乳房胀痛部位,每日 2 次,3 日为 1 个疗程。适用于实证乳汁不通。
- 以艾条灸膻中、乳根穴,每次 10~20 分钟,每日 2 次,3 日为 1 个疗程。
- 猪蹄 2 只煎汤代水,后下通草 6 克、葱白 13 厘米煎汤,外洗双侧乳房,每日 2 次。病愈止。
- 三棱水煎后,用布浸药液外敷乳房上,并同时熏洗乳房,每日 2 次,3 日为 1 个疗程。适用于乳房瘀滞不通缺乳。

### 4. 预防调护

- 产后早期哺乳,定期哺乳,促进乳汁分泌。
- 做好产前检查,发现贫血及时纠正。
- 注意休息,增加营养,尤其是富含蛋白质食物、新鲜蔬菜,以及充足的汤水。
- 注意调节情志,保持乐观的心情,适当锻炼。

(张建福　刘玉明　刘亚东)

## 更年期综合征

　　更年期综合征又称围绝经期综合征,指妇女绝经前后出现性激素波动或减少所致的一系列以自主神经系统功能紊乱为主,伴有神经、心理症状的一组症状。更年期综合征出现的根本原因是由于生理性或病理性或手术而引起的卵巢功能衰竭。卵巢功能一旦衰竭或被切除和破坏,卵巢分泌的雌激素就会减少。女性全身有 400 多种雌激素受体,分布在全身各组织和器官,接受雌激素的控制和支配,一旦雌激素减少,就会引发器官和组织的退行性变化,出现一系列的症状。

更年期综合征中最典型的症状是潮热、潮红,多发生于 45～55 岁。大多数妇女可出现轻重不等的症状,有人在绝经过渡期症状已开始出现,持续到绝经后 2～3 年,少数人可持续到绝经后 5～10 年症状才有所减轻或消失。人工绝经者往往在手术后 2 周即可出现,术后 2 个月达高峰,可持续 2 年之久。主要表现为月经改变和血管舒缩症状。

月经周期改变是围绝经期出现最早的临床症状,分为 3 种类型:①月经周期延长,经量减少,最后绝经。②月经周期不规则,经期延长,经量增多,甚至大出血或淋漓不断,然后逐渐减少而停止。③月经突然停止,较少见。由于卵巢无排卵,雌激素水平波动,易发生子宫内膜癌。对于异常出血者,应行诊断性刮宫,排除恶变。

血管舒缩症状临床表现为潮热、出汗,是血管舒缩功能不稳定的表现,是更年期综合征最突出的特征性症状。潮热起自前胸,涌向头颈部,然后波及全身,少数妇女仅局限在头、颈和乳房。在潮红的区域患者感到灼热,皮肤发红,紧接着爆发性出汗,持续数秒至数分钟不等,发作频率每天数次至 30～50 次。夜间或应激状态易促发,可历时 1 年,有时长达 5 年或更长。

**1. 单偏验方**

●枸杞子 30 克,生地 15 克。水煎服。

●黄精 15 克,玉竹、山萸肉各 12 克。水煎服。适用于肝肾阴虚者。

●五加皮、淫羊藿、菟丝子各 15 克。水煎服。适用于肾阳不足者。

●仙灵脾、党参、续断各 15 克,巴戟天 10 克。水煎服。适用于脾肾阳虚者。

●女贞子 12 克,何首乌 18 克,生熟地各 15 克,旱莲草、淫羊藿、香附各 10 克。水煎服。适用于脾肾阳虚者。

●苍术、白术、厚朴、石菖蒲各 12 克,炒薏苡仁 30 克。水煎服。适用于脾虚湿盛者。

●柏子仁 15 克,合欢花 30 克,远志 10 克。水煎服。适用于心神不安者。

●黄连12克,肉桂6克。水煎服。适用于心肾不交者。

●炒地榆20克,阿胶(烊化)10克。水煎服。适用于冲任不固者。

●瓜蒌30克,桔梗、香附各10克,川贝母6克。水煎服。适用于气郁痰结者。

**2.膳食调理**

(1)平衡饮食:食物应多样,以谷类为主,多食水果、蔬菜和薯类,常吃奶类、豆类及其制品,常吃适量鱼、禽、蛋、瘦肉,少吃肥肉和荤油。食量与体力活动要平衡,保持适宜体重。宜清淡、少盐膳食,饮酒应限量,吃清洁卫生饮食。人到更年期,新陈代谢需求降低,饮食更要低热能、低脂肪、低盐、低糖,防止高血压、冠心病、糖尿病等。

(2)特殊饮食需求:

●补充钙剂。妇女绝经早期,随着雌激素分泌减少,骨密度迅速下降,尿钙排出增加,骨质疏松发生率比同龄男子高出数倍,故应注意补钙。含钙的最佳食物是奶类,每250克牛奶可以提供大约250毫克钙,其次,海带、深绿色叶菜、豆类、虾皮等含钙量也很高。对于不能接受或不能得到乳品的人,可采用钙强化食品或补充钙剂。服用碳酸钙时可以随餐补充,以提高吸收率。维生素可以促进钙的吸收,老年人或户外活动少的人可在补钙同时补充适量维生素。

●食量与体力活动平衡,保持适宜体重。人体基础代谢率随年龄增长而逐渐减低,加之中年以后体力活动减少,若仍然保持过去的进食量,摄入的能量超过活动所消耗的能量就会以脂肪的形式积存在体内,超重或肥胖。肥胖的人易患高血压、高血脂、糖尿病、冠心病等老年病。反之,能量摄入不足或运动量过大则会引起消瘦。过于消瘦不仅使劳动能力下降,身体对疾病的抵抗力也会减低。肥胖或消瘦都不是健康体型。中老年人吃不多,但体重已经超重了,这是活动量太少的缘故。适当的体力活动对健康十分有益,有利于预防冠心病和推迟骨质疏松的发生。因此,要提倡适当的运动来保持理想体重,而不是单纯依靠减少进食量来达到减肥目的。

●多吃蔬菜水果。蔬菜水果中所含的维生素和矿物质是人体不可缺少的营养物质,可提高免疫力,预防肿瘤及动脉硬化,防止眼花及视力模糊。蔬菜水果中所含的膳食纤维有通便和降血脂作用。蔬菜水果还具有抗氧化作用,能清除体内自由基。多吃蔬菜水果对更年期女性的健康和预防疾病有重要作用。

植物雌激素可平衡体内激素,改善更年期综合征,同时具有抗氧化、抗类风湿、抑制细胞的异常生长等作用。含有雌激素样作用的植物有 300 多种,如大豆、苹果、胡萝卜、燕麦、橄榄、土豆、茶、咖啡、当归、葛根、补骨脂、蔓荆子、升麻、甘草等。其中大豆富含植物激素,作用最为显著,每天若能摄入 100～160 毫克的大豆食品或大豆异黄酮,就会减轻一些更年期症状,如潮热、阴道干涩,并能加强心脏和骨骼的保护。但更年期症状严重者,植物激素不能代替激素替代疗法。

### 3. 预防调护

● 保持心情顺畅,清淡饮食,避免劳累,乐观的生活态度。

● 多食以下食物:①健脑食物,如松子、瓜子、核桃、大豆。②乌发食物,如核桃、黑芝麻、首乌。③通便食物,如芹菜、菠菜、扁豆、萝卜、蜂蜜、香蕉。④安神食物,如牛奶、蜂蜜、小米粥。⑤清火凉血食物,如藕、绿豆、荸荠。⑥补钙食物,如黑芝麻、奶制品、豆制品、骨头汤、虾皮。

(张建福　廖宏伟　李彦丰)

## 乳腺增生

乳腺增生是妇女多发病,常见于中年妇女。

本病系体内女性激素代谢障碍,尤其是雌、孕激素比例失调,使乳腺实质增生过度和复旧不全。部分乳腺实质成分中女性激素受体的质和量异常,使乳房各部分的增生程度参差不齐。临床突出的表现是乳房胀痛和肿块,特点是部分患者具有周期性疼痛,与月经周期有关,往往在月经前疼痛加重,月经来潮后减轻或消失,有时整个月经周期都有疼痛。体检发现一侧或双侧乳腺有弥漫性增厚,可局限于乳腺的一部分,也可分散于整个乳腺,肿块呈颗粒状、结节状或片状,大小不一,质韧而不硬,增厚区与周围乳腺组织分界不明显。少数可有乳头溢液。本病病程较长,发展缓慢。局限性乳腺增生病肿块明显时,要与乳腺癌相区别。

**1. 单偏验方**

● 煅虾子壳粉适量酒调涂患处。

● 香附末 30 克,麝香末 0.9 克,蒲公英 90 克,醋煎药,调涂患处。

● 全蝎、地龙、檀香、玫瑰花等,制成胸罩,每日佩戴。

**2. 贴敷熨灸**

● 青皮 120 克浸入 1 000 毫升米醋中一昼夜,然后晾干,烘燥研末,用冷开水调成糊状敷患处,外盖纱布,胶布固定。适用于乳癖。

● 山慈菇 15 克,白芷 9 克,鹿角 9 克,穿山甲 9 克,血竭 9 克,麝香 0.6 克,共为细末,醋调成糊状,敷于患部,外盖纱布,胶布固定。适用于乳腺增生病。

● 乳香、没药、黄柏、大黄各等份,冰片少量,共研细末,鸡蛋清调敷患处,外盖纱布,胶布固定。适用于乳腺增生病。

● 葱、蜜各半,远志末 9 克,葱捣烂,诸药调匀,敷患处外盖纱布,胶布固定。适用于乳癖初起。

● 王不留行 20 克,白花蛇舌草 20 克,赤芍 21 克,土贝母 21 克,穿山甲 20 克,昆布 30 克,木鳖子 18 克,莪术 18 克,丝瓜络 15 克,乳香 10 克,没药 10 克,血竭 10 克,麻油适量,黄丹适量。将前 9 味药入麻油内煎熬至枯,去渣滤净。加入黄丹充分搅匀,熬至滴水成珠,再加入乳香、没药、血竭各 10 克,搅匀成膏,倒入凉水中浸泡,半月后取出,隔水烊化,摊于布上。用时将药膏烘热,撕开药布贴于肿块或疼痛部位。7 日换药 1 次,3 次为 1 个疗程,疗程间隔 3～5 日。

● 瓜蒌、连翘、川芎、红花、寄生、泽兰、大黄、芒硝、鸡血藤、丝瓜络各等份,装入布袋,蒸熟后外洒乙醇或烧酒热敷。

● 香附子 120 克研末,陈酒适量,米醋适量,以拌湿为度,制成饼蒸熟,外敷患处,每日 1 次,干燥后复蒸,5 日换药再敷。

● 木香、生地各适量,捣饼敷患处,并用熨斗热熨所敷之饼。

**3. 预防调护**

坚持体检进行乳房自查,每月的月经来潮后第 9～11 日是乳腺检查的最佳时间。30 岁以上的女性每年到乳腺专科进行一次体检,

40 岁以上的女性每半年请专科医生体检一次,做到早发现早治疗。自查:脱去上衣,在明亮的光线下,面对镜子做双侧乳房视诊。双臂下垂,观察两边乳房的弧形轮廓有无改变,是否在同一高度,乳房、乳头、乳晕皮肤有无脱皮或糜烂,乳头是否提高或回缩。然后双手叉腰,身体做左右旋转状继续观察以上变化。继之触诊:取立位或仰卧位,左手放在头后方,用右手检查左乳房,手指要并拢,从乳房上方顺时针逐渐移动检查,按外上、外下、内下、内上、腋下顺序,系统检查有无肿块。注意不要遗漏任何部位,不要用指尖压或是挤捏。检查完乳房后,用食指和中指轻轻挤压乳头,观察是否有带血的分泌物。通过检查,发现乳房有肿块后立即找乳腺专科医生检查,配合治疗。

(张建福　廖宏伟)

## 盆腔炎

盆腔炎是指骨盆腔内生殖器官及其周围组织发炎,包括子宫内膜炎、输卵管炎、卵巢炎、盆腔结缔组织炎和盆腔腹膜炎等。由产褥期或接生、流产及清宫术时消毒不严格而致的一种上行性感染。可局限于某一部分,也可几个部分同时发生。一般分急性和慢性两种。中医认为是因热毒或湿浊邪气阻抑气机,瘀滞胞宫、胞络,影响冲任而发病。

急性盆腔炎可见发热怕冷,头痛,口干,烦躁,下腹部疼痛,有明显的压痛及反跳痛,白带增多,月经提前。还可能有尿频,排尿困难,大便时有坠胀感。舌质红,苔黄腻,脉滑数有力。

慢性盆腔炎可见一侧或两侧腰痛,下腹部及骶部疼痛,喜热,喜按,月经紊乱,白带增多,经痛,肛门坠痛。日久不愈,可出现身体虚弱的现象。舌质暗,苔薄白,脉细弦。

1. 单偏验方

●当归 10 克,丹参 12 克,川芎 10 克,牛膝 10 克,红花 10 克,木通 7 克,防己 10 克,香附 12 克,延胡索 10 克,甘草 6 克,水煎服。治输卵管积水,腹部有肿块,触之有波动,亦有痛感,但不剧烈。

●甘遂 12 克,麝香 0.2 克,研末,蜂蜜调糊,敷小腹部,隔油纸,用纱布固定,每日换1次。

●将王不留行籽放在黄豆大小的橡皮胶布上,贴在耳部子宫、内分泌、盆腔、交感等穴。经常按压敷贴部位,以耳部能忍受为度。3日换1次,30日为1个疗程。适用于急性盆腔炎。

**2. 推拿按摩**

(1)效验推拿:

●患者仰卧,双膝屈曲。术者居其右侧,先进行常规腹部按摩数次,再点按气海、关元、血海、三阴交各半分钟。然后双手推拿少腹部数次,痛点部位多施手法。

●患者仰卧,两腿伸直,先用拇指按揉大腿内侧数次,然后再提拿肌肉数次。

●患者仰卧,术者以手掌在腰骶部常规按摩数次,再点按肾俞、次髎、大肠俞各半分钟。然后在腰骶部运摩3～5分钟。

辨证加减:下腹坠胀疼痛较甚者。①横擦腰骶部,使热量透达下腹为度。再直接擦腰部督脉,以热量透达腹部任脉为度。②双手同时斜擦小腹两侧,微感温热为度。

(2)自我按摩:摩小腹、腹股沟及大腿内侧处约3分钟,按揉痛点1分钟,横擦腰骶部以透热为度。

**3. 贴敷熨灸**

●炒炮姜30克,草红衣20克,肉桂15克,白芥子18克,麻黄21克,胆南星18克,生半夏21克,生附子21克,红娘子3克,红芽大戟3克,麻油2 500克。药用麻油炸枯去渣,以500克油对入黄丹240克,即成膏;再每750克油,对入麝香4克、藤黄面30克,摊成膏药。大膏药每张重6克,小膏药每张重3克。下腹痛为主用小膏药,微火温化后贴归来、水道穴,两侧穴位交替使用。腰痛为主贴命门、肾俞、气海、阳关穴,腰骶坠痛贴关元、膀胱俞、上髎、次髎穴。有炎症包块用大膏药贴于局部皮肤上。一般夏天1日换药1次,冬天2日换药1次,12次为1个疗程。主治各型慢性盆腔炎。

●追地风30克,透骨草30克,血竭15克,白芷30克,花椒15克,阿魏20克,乳香20克,没药20克,当归尾30克,赤芍30克,茜草30克,莪术20克,共研细末,布袋包装。治疗时先将药袋稍用清水浸湿后,再隔水蒸热半小时,趁热用毛巾包卷敷下腹部痛侧,每日2次,每次15分钟。敷毕将药袋晒干,翌日再用。每袋药可敷10次,20日为1个疗程。适用于慢性盆腔炎。

●透骨草100克,三棱12克,白芷10克,花椒10克,路路通15克,研成粗末,装入布袋,水浸后隔水蒸30分钟,敷于下腹部。每日1次,10次为1个疗程。适用于慢性盆腔炎。

●花椒20克,大茴香20克,乳香20克,没药20克,降香末20克,共研细末,用干面粉和匀。用时以高粱酒少许调湿,摊于纱布上置于痛处,上用热水袋热熨,每日2次,10日为1个疗程。适用于慢性盆腔炎有包块者。

●有孔铜钱10余枚,叠放于双侧合阳穴上,各用3枚,取艾炷14壮(雄黄、硫黄、艾绒按1:1:3比例配成)分别置铜钱上烧完,约40分钟,接触皮肤的铜钱过热则随时更换。每周1次,连续灸疗1年为1个疗程。适用于结核性盆腔炎。

**4. 预防调护**

产褥期避免房事。注意经期卫生。

(张建福　廖宏伟)

## 阴道炎

　　阴道炎是阴道黏膜及黏膜下结缔组织的炎症。正常健康妇女,由于解剖学及生物化学特点,阴道对病原体的侵入有自然防御功能。当阴道的自然防御功能遭到破坏,则病原体易于侵入,导致阴道炎症。幼女及绝经后妇女由于雌激素缺乏,阴道上皮菲薄,细胞内糖原含量减少,阴道pH高达7左右,故阴道抵抗力低下,比青春期及育龄妇女易受感染。

　　阴道炎临床上以白带的性状发生改变(带下病)以及外阴瘙痒灼痛为主要临床特点,性交痛也常见,感染累及尿道时可有尿痛、尿急等症状。常见的阴道炎有细菌性阴道炎,滴虫性阴道炎,霉菌性阴道炎,老年性阴道炎。

### 1. 单偏验方

● 黄柏、蒲黄、甘草、雄黄各 0.6 克,薄荷、龙胆草各 0.3 克,青黛、冰片各 0.9 克,生石膏 3 克,珍珠粉 0.1 克,研细末,过 120 目筛,混匀装瓶密封备用。用窥器暴露宫颈后,以新洁而灭清洁阴道及宫颈分泌物(宫颈炎症明显,脓性分泌物多,可用 75% 乙醇擦洗),然后用喷粉器将药粉均匀喷撒于患部,每日 1 次,7 次为 1 个疗程。适用于宫颈糜烂所致的带下。

● 六神丸 15 粒,洗净外阴塞入阴道内,每晚 1 次,经期停用。6 日为 1 个疗程,一般 2 个疗程可治愈。用于滴虫所致的带下症。

● 药用卫生纸(含苍耳子、艾叶、苦参、蛇床子、荆芥、薄荷)敷于外阴或塞入阴道内,每日 1 次。适用于治疗各种带下症。

● 五倍子 12 克,蛇床子 30 克,生黄柏 30 克,冰片 1.5 克,共为细末。每晚先用淡盐水洗阴道,再用纱布蘸药面少许塞入阴道内,连用 5 次。隔半月后,再用 3 次。适用于霉菌性、滴虫性阴道炎。

● 大蒜数头、捣汁,浸湿消毒纱布条,睡时塞入阴道内,约 20 分钟取出,连用 7 日。适用于滴虫性阴道炎。

### 2. 贴敷熨灸

● 芡实、桑螵蛸各 30 克,白芷 20 克,共研细末,醋调后敷神阙穴。每日 1 次,1 周即可痊愈。适应于各型带下病。

● 艾叶、鲜葱各 500 克,捣烂炒热装袋,置放外阴处,上用热水袋热熨 1～2 小时。适应于虚寒型带下。

● 月经净后 3～5 日,常规消毒会阴,用窥器暴露宫颈,以灭菌棉球拭净阴道及宫颈分泌物,继用 1% 新洁而灭液冲洗阴道,根据病变程度将一带线尾无菌棉球,视糜烂面积大小蘸取不同量的冰硼散敷在患处,每日 1 次,6～7 日为 1 个疗程。适用于宫颈糜烂的带下。

### 3. 洗浴熏蒸

● 花椒 12 克,蛇床子 15 克,苦参 10 克,百部 15 克,明矾 10 克,黄柏 15 克,白鲜皮 15 克,地肤子 30 克,土茯苓 15 克,加适量水,煎煮 30 分钟左右,倒入盆子中,趁热熏蒸,使药力直透阴中。待药液温热后再搓洗患处。熏洗每日早晚各 1 次。

● 蛇床子、白鲜皮、黄柏各 50 克,荆芥、防风、苦参、龙胆草各 15

克,薄荷 10 克(后下),煎汁熏洗。

●蛇床子 30 克,百部 15 克,枯矾 3 克,乌梅 10 克,艾叶 10 克,水煎熏洗。适用于霉菌性阴道炎。

●蛇床子 30 克,苦参 30 克,艾叶 30 克,黄柏 30 克,土槿皮 30 克,小蓟 60 克,花椒 15 克,冰片 1.5 克(冲),水煎熏洗。适用于霉菌性阴道炎。

●生艾叶 15 克,明矾 7 克,水煎,熏洗阴部。适用于滴虫性阴道炎。

●醋 60 克,加水 1 倍,冲洗阴道,每日 1 次,连用 7 日。适用于滴虫性阴道炎。

●狼毒 90 克,加水煎至 500 毫升,冲洗阴道。每日 2 次。7 次为1 个疗程。适用于宫颈炎所致的带下症。

**4. 预防调护**

●积极治疗可以消除易感因素。保持外阴清洁干燥,避免搔抓。

●不宜食用辛辣刺激性食品,效果很好。

●勤换内裤,并用温水进行洗涤,切不可与其他衣物混合洗,避免交叉感染。

●注意经期卫生,禁止盆浴。

●治疗期间禁止性生活,禁止游泳和使用公共洁具。

●定期妇科普查,及时发现病变并治疗。

（张建福　廖宏伟）

# 骨伤科常见病症简便疗法

## 骨质疏松症

骨质疏松症的症状与体征：①颈腰背酸痛乏力与骨质疏松程度平行，有的呈长期性，早晚尤甚，也有发作几天至几个月的。疼痛在登楼、体位改变或震动时加重，亦可因咳嗽、喷嚏、弯腰时加重，卧床休息后减轻。疼痛可沿肋间神经放射，或向腰骶部放射。腰部伸举无力，不耐疲劳。随着骨质疏松程度的加重，可产生椎体压缩骨折、畸形，从而又使酸痛、乏力加重，久而下肢肌肉往往有不同程度的失用性萎缩。②骨折。因骨质疏松而导致的骨折多为压缩性，好发于下胸椎、腰椎，往往在曲度方向改变处，也可见股骨颈或尺、桡骨骨折。如脊椎骨折严重时可累及脊髓神经根，表现为坐骨神经痛；或因胸椎骨折致胸部畸形，使肺活量减少，引起肺部感染，或影响心功能。③畸形多为骨折所致。表现为患者身长和体重均有降低，脊柱短缩，肋下缘与髂嵴靠近，脊柱可有后凸畸形。④X线片检查脊椎和骨盆是最明显的脱钙区域。椎体出现骨质疏松时所见的特点，侧位片可见骨密度减低，透亮度增加，沿应力线保存的纵行骨小梁增加，横梁消失，稀疏骨小梁呈垂直栅栏状排列。椎体受椎间盘压迫而出现双凹畸形，椎间隙增宽，呈鱼尾椎；常有一个或数个椎体呈楔形压缩性骨折。⑤进行骨密度检测有助于诊断。

### 1. 中成药治疗

●肾气丸。温补肾阳，多用于治疗肾阳不足之腰痛脚软等。可用于治疗骨质疏松症。

●青娥丸。补肾强腰,多用于肾虚腰痛等。加味可用于治疗老年性骨质疏松症。

●龙牡壮骨冲剂。补益脾肾,益气滋阴,强筋壮骨,和胃健脾。治疗和预防小儿佝偻病及营养不良性缺钙,老年性骨质疏松症。

### 2. 运动疗法

随着科学的发展,人们认识到运动能增强机体的骨矿含量,且方法简单,实用有效。运动疗法就是通过各部位的特异性运动,具体可以达到矫正变形、改善关节的功能,增强肌力,获得肌肉和运动器官的协调性,最终达到整个机体的平衡。

### 3. 药膳食疗

日常生活中要兼顾各种营养的平衡(钙、磷、蛋白质、脂肪、维生素等),而绝不能等到老年或绝经后再注意补充。

●粳米 4.5 克,黑豆粉 9 克,胡桃肉 6 克,山药 9 克,黄芪 9 克,黑芝麻 6 克(研末),大枣 5 枚。煮粥服 4~7 个月。

### 4. 预防调护

轻度或中度骨质疏松症,如果注意调护,重视防治,可不发生椎体塌陷、压缩性骨折或其他部位骨折,一般愈后良好。胸腰椎体压缩性骨折,常导致脊柱后凸、胸廓畸形、驼背、身高变矮,影响内脏功能,其中以肺脏功能受损较为突出。如发生骨折则会给患者造成巨大痛苦,有的严重限制患者活动,或长期卧床不起,甚者缩短寿命,预后不良。

## 类风湿性关节炎

类风湿性关节炎,是一种慢性炎性系统性以关节病变为主的自身免疫性疾病。本病以周围关节发病为常见,常为对称性,呈慢性过程,发作与缓解交替进行,晨僵时间较长,常有皮下结节和关节侵蚀性改变。早期手、足、腕小关节游走性疼痛、肿胀,运动障碍;晚期则关节畸形、僵直,功能丧失,关节周围肌肉萎缩。全世界类风湿性关节炎患者约占总人口的 1.4%,中国的患病率为 0.3%左右,无明显区域及种族差异,任何年龄均可发病,发病高峰为 40~60 岁,女性发病为男性的 2～3 倍。

类风湿性关节炎的临床表现多而且比较独特,具体表现有以下几点:①晨僵是类风湿性关节炎的首要表现。晨起或长时间坐位后开始活动时关节僵硬,不灵活,犹如凝胶样的感觉。②关节疼痛是类风湿性关节炎的另一个重要表现。疼痛为持续性,一般程度较重,影响睡眠和日常活动。③疼痛往往和肿胀一起发生。肿胀多因关节腔内积液或关节周围软组织炎症引起,病程长者可因慢性滑膜炎增生肥厚而致关节肿胀。④畸形是中晚期的主要表现。关节逐渐出现屈曲弯缩,可伴有内或外翻畸形。⑤功能障碍是继发在以上表现和临床症状之后,关节肿痛和结构破坏均可引起关节活动障碍,特别是小关节的伸屈功能。

**1. 单偏验方**

●防己 10 克,防风 10 克,黄芪 15 克,白术 10 克,秦艽 10 克,羌活、独活各 10 克,桂枝 10 克,当归 10 克,茯苓 10 克,生姜 2 片,大枣 5 枚,水煎服。驱寒除湿,和营通络。主治活动期类风湿性关节炎。

●防己 10 克,蚕沙 20 克,薏仁 30 克,连翘 15 克,苍术 15 克,赤小豆 30 克,滑石 30 克,焦山栀 15 克,黄柏 10 克,怀牛膝 30 克,水煎温服。清热除湿,宣痹通络。主治活动期类风湿性关节炎。

●当归 10 克,秦艽 10 克,桃仁 10 克,红花 10 克,地龙 10 克,五灵脂、没药各 10 克,羌活 15 克,川芎 10 克,牛膝 30 克,甘草 5 克,制半夏 10 克,枳壳 10 克,水煎服,每日 1 剂。活血化瘀,祛痰通络。主治缓解期类风湿性关节炎。

●党参 15 克,独活 10 克,桑寄生 30 克,秦艽 10 克,防风 10 克,细辛 5 克,当归 10 克,芍药 10 克,川芎 10 克,地黄 10 克,杜仲 15 克,牛膝 15 克,茯苓 15 克,黄芪 15 克,白术 10 克,肉桂 3 克,甘草 5 克,水煎服,每日 1 剂。益肝肾,补气血。主治缓解期类风湿性关节炎。

●麻黄 100 克,生石膏 400 克,生白术 60 克,川乌 15 克,桂枝 30 克,威灵仙 10 克,生甘草 10 克,防风 12 克,红花 12 克,鲜生姜 50 克,水煎温服。发汗通痹,服后盖被入睡,若不出汗可饮少量糖水。主治类风湿性关节炎属风寒湿者。

●细辛 30～60 克,制附子 10～30 克,豨莶草 30～100 克,水煎服。温经通络。主治类风湿性关节炎。

●雷公藤100克,苍术30克,威灵仙30克,乳香15克,马钱子15克,白芷12克,生甘草10克,共研粗末,加白酒500毫升,浸泡14日,过滤取药液备用。用时棉签蘸药液涂擦关节部位,每日2次,每次10~15分钟,以局部皮肤发红为度。15~30日为1个疗程。

●透骨草、延胡索、当归、姜黄、花椒、海桐皮、威灵仙、牛膝、乳香、没药、羌活、白芷、五加皮、苏木、红花、土茯苓各10克,共研细末,用纱布包妥,加水煎煮,趁热熏洗患处。每次1小时,每日2次,20日为1个疗程。每次熏洗毕,药液存阴凉清洁处,可加热再用。

**2. 贴敷熨灸**

●防风、独活、秦艽、威灵仙、海桐皮、花椒、川芎、赤芍、白芷、当归、马钱子、甘草各10克,研末混匀,用陶器加水适量调成糊状,煮沸3~5分钟。将药平铺于白布上包好,敷药布袋上加油适量,使其成一层油状,敷于患处皮肤。每日1次,1次1~2小时,15日为1个疗程。用药后如感到灼热,可暂去之。如皮肤起疱,可用乙醇消毒,待愈后再贴敷。

●苍术9克,黄柏9克,龙胆草3克,防己15克,羌活12克,桂枝9克,白芷9克,威灵仙9克,神曲适量,共研细末,装瓶备用。用时取药末适量,加烧酒少许制成药饼,敷贴于患处皮肤,盖以纱布,胶布固定,1日1换,7日为1个疗程。主治类风湿疼痛者。用药后如感到灼热,可暂去之。如皮肤起疱,可用乙醇消毒,待愈后再贴敷。

●肉桂6克,当归10克,川芎6克,羌活6克,白芷6克,天南星6克,赤芍10克,泽兰6克,乳香6克,干姜4克,研成粗末,用布包好,入笼蒸热,趁热熨关节区部位,每日2次,每次1小时。药包温度40~46℃。熨后避风寒,忌冷水洗。

●取病变部位阿是穴及关节附近穴位2~4个,采用艾卷温和灸,每次每穴施灸10~20分钟,每日2次,10次为1个疗程。

**3. 预防调护**

●避免受寒。因为寒冷是诱发类风湿性关节炎发作的很重要的因素,所以保护我们的关节处在温暖的环境中可以减少疾病发生。

●保健按摩。自我保健按摩是一种简便易行、安全性高的能起到缓解症状及促进康复作用的好办法,操作以局部按压、揉搓、推拿等手法为主。在进行自我保健按摩时应注意:①局部存在急性静脉炎、淋巴管炎及各种皮肤病时,禁用自我保健按摩。②自我按摩时必须在身心安静,肌肉与关节松弛的状态中进行。③自我按摩时最好选用手及腕、肘关节无病变的上肢。如果双上肢均有病变,自我按摩时一定要注意病变关节的活动幅度及活动量,不可过大,以防加重损伤。④自我按摩与物理疗法和练功体操相结合,效果更佳,一般先行理疗,再进行自我按摩,最后做练功体操。

### 外伤血肿

外伤血肿是临床外科骨科的常见病,一般指从高处跌下,硬物撞击或挤压等使皮下组织及小血管受到破坏而形成以肿胀、疼痛为特点的组织内出血。属中医学的"瘀血"及"恶血"范畴。

临床诊断:①有外伤史。②局部肿胀,皮肤完整但有瘀斑,或皮下溢血,疼痛明显。③较大的血肿按之有波动感。

中医辨证分型:①瘀血型。局部红肿焮热,质软或见瘀斑,疼痛剧烈,舌淡苔薄,脉弦数。②凝滞型。局部漫肿或形成包块,色暗质稍硬,胀痛,舌质暗或见瘀斑,脉弦紧或沉。

**1. 单偏验方**

●当归 12 克,赤芍 10 克,生地 10 克,川芎 12 克,桃仁 12 克,红花 12 克,黄芩 12 克,大黄 6 克,泽泻 12 克,木通 10,甘草 6 克。每日 1 剂,水煎服。适于损伤血瘀症。

●当归 12 克,柴胡 10 克,赤芍 10 克,黄芩 6 克,桃仁 5 克,红花 3 克,枳壳 10 克,槟榔 10 克,陈皮 5 克,大黄(后下)10 克,厚朴 6 克,甘草 3 克。破血逐瘀,行气止痛。治伤后瘀血初起。

●桃仁 9 克,大黄(后下)15 克,芒硝(冲服)6 克,当归 9 克,赤芍 9 克,牡丹皮 9 克。治跌打损伤,血瘀作痛,大便秘结,或下腹蓄淤等症。

●小活络丹 100 粒,浸入 75% 乙醇中,封储备用。施治时取药酒涂搽患处约 2～3 毫米厚,每日 2 次。主治瘀血型。

●取一瓷盘,依患处大小,将石蜡熔化倒入盘内,制成 2～3 厘米厚药饼,冷却到 50℃左右时,敷贴于患处。每次治疗 30～60 分钟,每日 1 次。主治各型外伤血肿。

●宽筋藤 30 克,伸筋草 30 克,忍冬藤 30 克,王不留行 30 克,刘寄奴 30 克,钩藤 20 克,防风 15 克,荆芥 12 克,黄柏 12 克,水煎,熏洗患处,每次 20～30 分钟,每日 3 次。主治外伤性局部瘀血肿胀。

**2.贴敷熨灸**

●大黄 1 份,栀子 2 份,木瓜 4 份,蒲公英 4 份,姜黄 4 份,黄柏 6 份,蜂蜜适量。共为细末,水、蜜各半调敷。祛瘀,消肿,止痛。用于损伤瘀肿疼痛。

●木瓜 60 克,栀子 30 克,大黄 150 克,蒲公英 60 克,䗪虫 30 克,乳香 30 克,没药 30 克。共为细末,饴糖或凡士林调敷。活血祛瘀,消肿止痛。适于初期肿胀疼痛剧烈者。

●赤小豆适量研末,与鸡蛋清调和敷贴患处,每日 1～2 次。

●生大黄 30 克,五倍子 20 克,生栀子 30 克,白及 15 克,柑子叶 30 克,芙蓉花 30 克,研末。取生姜适量,煎汁调药,敷于患处,每日 1 次。主治瘀血型肿。

●鲜大蓟 120 克,黄栀子 120 克,黄酒 120 克。将大蓟和黄栀子放砂锅内加水 5 茶碗,煎开后再加入黄酒,稍煎 1 分钟,过滤,用新毛巾 2 条轮流湿敷患处,每次 20 分钟左右,每日 1～2 次。主治瘀血型肿。

●花椒研末备用。施治时取适量用醋调成 1 厘米厚,比患处范围稍大的药饼,置于最明显痛点,上置艾炷施灸,约 10 分钟患者感痛去艾炷,隔数分钟续灸,觉痛再去,反复数次。

## 落　枕

落枕是临床上的常见病,多因睡眠时姿势不正或枕头高低不合适所致,也可因睡卧时颈肩部外露感受风寒或颈肩部外伤(如突然扭转等)引起。本病春冬两季发病率较高。本病的特点是颈项一侧或两侧酸楚疼痛,颈项强直,俯仰及左右转动不利,动则疼痛加剧,疼痛呈牵扯状,甚至可牵引及头部、背部、上臂疼痛,患部有轻度僵硬并有明显压痛。颈部肌肉痉挛,患侧胸锁乳突肌上中 1/3 及肩胛内上角亦可有压痛。

**1. 单偏验方**

●桂枝 6 克,赤芍、葛根、防风、羌活各 10 克,板蓝根 15 克,甘草 5 克。每日 1 剂,水煎服。疏风散寒,舒筋活血,适于颈痛重伴有恶寒、怕风者。

●赤芍 30 克,白芍 30 克,甘草 12 克,葛根 20 克,木瓜 15 克,防风 10 克,威灵仙 10 克。有寒者加桂枝 15 克,病久或外伤者加没药、地龙各 15 克。每日 1 剂,水煎服。

●硼砂适量,放于净瓦片上,煅去水分,放在地上露一宿,出火毒,再研成极细之粉末,装瓶备用。施治时取少许点两眼内角。点后,双手擦热,反复按摩颈部。一般 1～3 次可愈。

●隔毛巾用手握住冰块贴患处推动摩擦,每次 10～15 分钟,每日 2 次。数次即愈。

**2. 推拿按摩**

●点穴弹筋法。用拇指按压痛点,分筋拨络后,用两手挟持颈部肌肉,向上提起后迅速松脱,使气血通畅,肌肉松弛,再用拇指理顺项韧带及棘上韧带,顺肌肉起止方向平稳施压。

●按摩法。患者坐低凳上,术者立其后,一手扶患者头部,另一手用拇指揉捏颈部肌肉痉挛数次,然后,按压风池、风府、天柱、肩井等穴。术者用鱼际或掌根推揉患侧肩部肌肉,提捏斜方肌,被动运动肩关节,松弛肌肉。再按摩两侧颈部肌肉使其放松,并逐渐按压头部使其屈曲。

●旋转。术者两手托住患者头部做颈项牵引,慢慢旋转,屈伸,使颈部肌肉放松;然后旋转至肌肉感到最紧张时,乘其不备,稍稍加速摇转,增加旋转度,可松弛被牵拉紧张的肌肉(图 1)。但动作要轻柔、正确,绝不能使用暴力硬搬,以免加重损伤,引起不良后果。

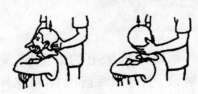

图 1　落枕手法治疗

●做头颈部的俯仰旋转活动,以舒筋活络,增强颈部肌肉力量。

3.贴敷熨灸

●葱白、生姜适量,捣烂炒热,包布敷熨患处,每次 30 分钟,每日 3 次。

●木瓜 60 克,蟅虫 60 克,大黄 150 克,蒲公英 80 克,栀子 20 克,乳香 15 克,没药 30 克,研末备用。适量凡士林调敷患处,每日 1 次,3 日为 1 个疗程。

●蓖麻叶适量,捣烂如泥膏状,贴敷颈部阿是穴,上覆盖油纸固定,每日 1 次,3 日 1 个疗程。主治风寒型落枕。

●葛根 20 克,蒲公英 20 克,老鹳草 20 克,生姜 12 克。将药物捣烂,调拌白酒,敷贴患处。

●散寒草 30 克,马蹄草 20 克,红血藤 20 克,柑子叶 20 克。将药物炒热后,用纱布包扎,熨烫患处。

●羌活 15 克,防风 15 克,伸筋草 30 克,葛根 30 克,丹参 30 克,海桐皮 30 克,拌少量食醋,盛于袋内,置笼上蒸热 25 分钟,热敷患部。

4.防预调护

●注意颈肩部勿直接受风,避免风寒之邪侵袭。

●居室环境宜安静舒适,空气新鲜,阳光充足,温度湿度适宜,避免潮湿。

●注意调整枕头高度、硬度以及调整睡眠姿势,避免睡眠时项背部过度弯曲。枕头高度以一拳头高低为宜。

●可在痛处外贴伤湿止痛膏之类药膏。

肩关节周围炎

肩关节周围炎常因肩部慢性劳损、退变或一次急剧的创伤,引起肩部软组织急、慢性无菌性炎症反应,或因年老体虚,气血不足,肝肾亏虚,正气下降,或再复感风寒湿邪的侵袭,使之筋凝气聚,气血凝滞,筋失濡养,经脉拘急而发病。

发病初期常感肩部疼痛难忍,尤以夜间疼痛为甚,睡觉时常因患肩怕压而取特定卧位,翻身困难,疼痛不止,辗转不能入寐。这时如果怕活动,未接受治疗,将逐渐出现患者关节功能活动受限,影响日常生活,对端碗用筷、穿脱衣服、洗脸、梳头及洗澡等动作都感到困难。病重时生活不能自理,日久肌肉亦可出现萎缩。

1. 单偏验方

●白芍200～300克,蜈蚣12条,姜黄12～15克。共研细末,开水冲服,每日3次,每次12～15克。功效养阴通络止痛。

●黄芪、葛根、秦艽各20克,三七、当归、防风、山茱萸、伸筋草、桂枝、姜黄各10克,甘草6克。水煎服,每日1剂。功效益气活血,通络止痛。

●茯苓、桑枝、白术、半夏、白芥子各15克,枳壳、姜黄、生姜各10克,玄明粉6克。水煎服,每日1剂。功效通络除湿止痛。

●穿山龙20克,五加皮、防风、葛根、牛膝、黑豆、甘草各15克,附子10克,全蝎3个。水煎服,每日1剂。功效温经通络止痛。

●五灵脂、泽兰各15克,穿山甲、白芷、当归、肉桂各10克。水煎服,每日1剂。功效活血止痛。

●桑枝、鸡血藤各30克,丹参、威灵仙各15克,桂枝、川芎、橘络、丝瓜络、香附各12克。水煎服,每日1剂。功效活血通络止痛。

●玉竹30克,桑寄生30克,鹿衔草15克,白术15克,茯苓15克,怀牛膝15克,白芍15克,炙甘草9克。每日1剂,水煎服。功效健脾益肾,缓急止痛。若再另用玉竹30克,煲兔肉或老母鸡佐膳,疗效尤为巩固。

●黄芪15克,当归12克,白芍30克,羌活15克,防风15克,桂枝10克,片姜黄10克,威灵仙15克,伸筋草15克,甘草6克。水煎服,每日1剂。功效养血活血,祛风通络止痛。

●当归90克,白芍90克,柴胡15克,陈皮15克,羌活10克,白芥子10克,半夏10克,秦艽10克,附子3克。水煎汁加黄酒100毫升服。功效散寒祛风,理气祛痰。

●生草乌、生川乌、建曲、苍耳子各9克,甘草3克,泡酒500毫升,7日后可服。服时摇匀,每晚睡前饮3～6毫升,禁风。功效痛经止痛。

## 2.药膳食疗

●乌蛇肉、胡椒、生姜、食盐各适量,炖汤,肉汤同食,每日 2 次。具有补虚,祛风,散寒之效。适用于肩关节周围炎晚期而体虚、风湿阻络者。

●老桑枝 60 克,老母鸡 1 只,盐少许。将桑枝切成小段,与鸡共煮至烂熟汤浓即成,加盐调味,饮汤吃肉。具有祛风湿,通经络,补气血之效。适用于肩关节周围炎慢性期而体虚风湿阻络者。

●生川乌约 5 克,粳米 50 克,姜汁约 10 滴,蜂蜜适量。把川乌捣碎,研为极细粉末。先煮粳米,粥快成时加入川乌末,改用小火慢煎,待熟后加入姜汁及蜂蜜,搅匀,稍煮即可。具有祛散寒湿,通利关节,温经止痛之效。适用于肩关节周围炎风湿寒侵袭所致者。

●白芍 20 克,桃仁 15 克,粳米 60 克。先将白芍水煎,取液约 500 毫升,再把桃仁去皮尖,捣烂如泥,加水研汁去渣;用二味汁液同粳米煮为稀粥,即可食用。具有养血化瘀,通络止痛之效。适用于肩关节周围炎晚期瘀血阻络者。

## 3.效验推拿

●用左手拇指按揉右肩前侧和外侧的压痛点,力量先轻后重,均以压痛减轻为度,时间可稍长一些。然后右手握其手腕,左手拿捏其肩部肌肉 4 分钟。在能耐受的前提下,力量宜重。

●肩关节摇法。先顺时针摇动 20 次,再逆时针摇动 20 次,摇动时速度应稍慢,在此过程中可同时适当用力拔伸肩关节。

●术者站患者后,右手握住其腕部,使其被动做梳头动作,并尽量使其患侧手指能触及对侧耳朵为宜,由前往后反复梳 15～20 次。

●术者站侧面,右手握患者手腕,使其被动地做前后摆动的甩手动作约半分钟。然后在摆动中,顺势将其手往后摆至背部做摸背动作。此动作开始时可低一点,然后重复甩手,后摆摸背动作,随着次数的增加,摸背部位可逐渐升高,但要以患者能耐受为度。如此反复做甩手、摸背动作 20 次。

●用右手握患者手腕,左手扶其患肩,然后右手用力向外下方拔伸其肩关节,边拔伸边做高频率的抖动,时间约半分钟。

●用搓法在患侧从肩至腕反复操作 3 遍。搓动时动作应快,移动时则宜慢。

●用肩关节扳法，反复操作 3～5 遍（图 2）。

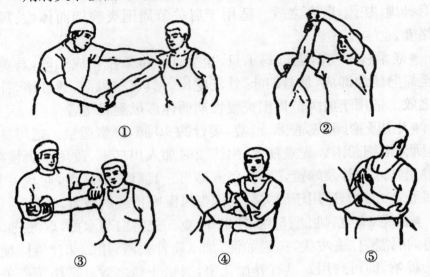

图 2　肩关节周围炎理筋手法

### 4.贴敷熨灸

●川乌、草乌、樟脑各 90 克。研末，据疼痛部位大小取药末适量，用老陈醋调成糊状，匀敷压痛点。功效通经止痛。

●斑蝥 10 克，大蒜 50 克。共捣如泥，取 0.5 克，敷于肩髃、天宗、肩井穴上，外以胶布固定，4～8 小时取下，即有一小水疱，刺破后，涂甲紫药水，隔日 1 次，与巨骨、肩贞、曲池、条口等穴轮换贴敷。功效通络止痛。

●天南星、川乌、草乌、羌活、苍术、姜黄、半夏各 20 克，白附子、白芷、乳香、没药各 15 克，红花、细辛各 10 克，白胡椒 30 粒。共为细末，取 30 克，与葱白、食醋、蜂蜜、白酒、鲜姜共捣泥，敷肩痛处，日换 1 次。功效活血温经，通络止痛。

●桑枝 90 克，槐枝、柏枝各 60 克，柳枝、松枝、艾叶、桂枝各 30 克。水煎去渣，加白酒 50 毫升，熏洗患处。功效温经通络止痛。

●鲜姜 20 克，捣如泥，敷患处，每日 1 次。功效温经止痛。

●伸筋草、透骨草各 20 克，红花、桂枝、艾叶各 12 克，钩藤、苏木、赤芍、续断、鸡血藤、当归、羌活各 15 克。水煎熏洗,每日 2～3 次。功效活血通络,散寒止痛。

●生甘草、生川乌、草乌、松香各 500 克,黄丹 180 克,白矾 60 克,白及粉 280 克,辽细辛、白胡椒各 15 克,冰片 6 克。①前 3 味药加水 200 毫升左右,先泡后熬,取汁去渣,将药液留在锅内并放入松香,再熬至熔化冒白烟,待水分干冒青烟时,即把松香倒在干净的水泥地上,翌日取药研粉过筛。②取制好之松香 360 克,加入黄丹、白矾混匀,再入白及粉,装瓶备用。③辽细辛、白胡椒研粉装瓶备用。④将双层纱布摊于盘中,均匀撒上松香药粉,用 95％乙醇浸湿燃烧,待药粉微变黑时灭火,再撒上少许细辛、胡椒粉,贴敷患处,以棉垫绷带包扎即可。2 日敷药 1 次,3 次为 1 个疗程。功效散寒除湿,通络止痛。

●铁屑 500 克,陈醋 60 毫升。取温水与陈醋混合(比例为 3∶2),再与铁屑混匀,装入布袋,敷贴患处。每次 15～30 分钟,每日 1 次,12～15 次为 1 个疗程。功效祛风散寒。

●牛皮胶 120 克,凤仙花汁 100 毫升,灰面 60 克,葱姜蒜汁各 300 克,米醋 300 毫升。共熬成膏,用胶布摊药膏贴患处,1 日 1 换。功效通络止痛。

●朴硝 50 克,马钱子 100 克。煎水熏洗,每次 20～40 分钟,每日 2 次,3～5 次为 1 个疗程。功效利湿软坚。

●生川乌 90 克,生草乌 90 克,樟脑 90 克,食醋适量。以上前 3 味共研细末,每次取药末适量,加入食醋调成糊状,均匀地敷于压痛点,药层厚 0.5 厘米,外用消毒纱布包裹,再用热水袋热敷 30 分钟,每日 1 次,连用 5～7 日为 1 个疗程。功效祛风散寒,通经活络。

●当归、川芎、红花、天麻、续断、牛膝、秦艽、独活各 30 克,桑白皮 180 克,生南星、生半夏、生草乌、生川乌各 240 克。研末,加桐油 2 500克及黄丹 1 000 克炼制成药膏,取适量外贴敷患部,2 日 1 次,10 次为 1 个疗程。适应于各型肩周炎。

●生川乌 30 克,生草乌 30 克,桂枝 30 克,红花 30 克,细辛 20 克,樟脑 20 克,芒硝 20 克,雷公藤 100 克,血砂莲 60 克。研细末,用白酒 6 000 毫升浸泡 10 日后,以软质木料制成叩击锤,放入药物浸泡后,取出叩击患侧肩髃、肩髎、肩前、肩后、曲池及阿是穴等,叩击频率

90～100 次/分,每次 10～20 分钟。每日 1 次,5 次为 1 个疗程。主治血瘀型及风寒型。

●将灯芯放入盛有白酒(50°以上)的碗内浸湿后点燃,取燃烧的灯芯放在折叠数层的厚布上迅速贴住患肩按压,如此反复数次至患肩肤色红润为止。3 日 1 次,3～5 次为 1 个疗程。主治各型肩周炎。

### 5. 羽毛球运动疗法

羽毛球运动,能最有效地防治肩关节周围炎。因为,打羽毛球,无论使用左手或右手,在挥拍击球、发球、扣球、接球时都在最大限度地运动肩关节,当然也包括肘、腕及手关节。打羽毛球的各种运动姿势中,有一个使用得最频繁的动作,即高抬胳膊用力扣杀,此时肩关节充分处于前屈、外展、外旋状态,最能发挥肩关节的功能,也最有利于治疗肩关节因活动不足而导致的功能障碍。

### 6. 肩部保健操疗法

●直立,全身放松,以右手置于左肩部,轻揉 20～30 次。然后将左手置于右肩,轻揉 20～30 次。揉肩可以疏通肩部气血,起到行气血、通经络的作用。如按揉后,肩部感觉微微发热,则效果更好。

●两肩放松,屈肘,两手分别置于同侧两肩,两臂以肩为轴心而画圈。先画小圈,再逐渐增大。每次画圈 20 个,顺时针方向做 10 个,逆时针方向做 10 个。每日可做 1～2 遍。

●正立,双臂自然下垂,调匀呼吸。当吸气时,两臂逐渐向前平伸上举,手要尽量举高,达到可能达到的最高处。接着呼气,同时两臂放下,并向身后摆动,后摆时手臂尽量后伸,并连续摆动 10～15 次。然后恢复原来的姿势,稍停片刻,再继续做,可做 1～3 遍。

●两脚开立,与肩同宽,两臂下垂,呼吸调匀。先两腿屈膝,左手自左股部经小腹、胸前向上向左画圈,腰也随之左转,身体重心渐渐移至左脚。然后右手自右股部经小腹、胸前向右画圆,腰也随之右转,身体重心渐渐移至右脚。如此反复做 20～30 次。注意双手画圆时,动作尽量大一些,以腰为轴,左右转动。

### 7. 预防调护

●日常工作生活中,避免肩部受伤,避免肩关节长时间固定姿势工作,如写字、画画、打牌等。

●颈椎病常常可引起肩关节周围炎,平时应注意保护颈椎,使用高度适宜的枕头,不要长时间低头,坐车时勿睡觉。

●注意肩部保暖,慎避风寒,寒冷时节尤应注意。

●治疗过程中,当感觉疼痛时,应尽量配合。术者操作时应避免强力粗暴手法,要循序渐进,逐渐增加治疗次数,减少每一次的刺激强度的手法,对年老体虚者更应如此。

●治疗期间,患者必须配合肩关节的功能锻炼,常用的方法有:①爬墙法。患者面对墙壁站立,两手上举,然后交替向上做爬墙动作(图3)。②双手抱头法。双手交叉,抱住头后枕部,两肘尖交替做内收、外展运动(图4)。③站立位锻炼法。直立位,两上肢自然下垂,先做前后摆手的甩手动作,次数随意而定。然后再做两上肢的外展(侧平举)及内收动作。④后背牵拉法。两手往后背,健手握住患手,然后试着往上拉。牵拉幅度由小开始,以后逐渐加大,应以能够耐受的最大疼痛限度为止。⑤梳头法。由前向后梳头,依照健侧头侧面、头顶、患侧头侧面的顺序反复梳理数遍。目的在于增强患侧肩关节的活动度,故仅用患手做梳头动作亦可。⑥背手下蹲法。患者站于一于下腰部等高的桌前,双手倒背于身后,十指交叉,掌心向下按于桌面上,背靠桌边缓缓下蹲,利用身体的重力使患肢后背。

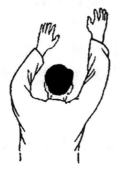

图3　爬墙法锻炼

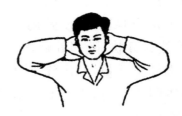

图4　双手抱头法锻炼

## 腰背肌筋膜炎

　　腰背肌筋膜炎是指因寒冷、潮湿、慢性劳损而使腰背肌筋膜及肌组织发生水肿、渗出及纤维性病变而出现的一系列临床症状,也称腰背筋膜纤维织炎,是一种临床常见而又常被忽略或误诊的痛症。该症除多发生在腰背部之外,也可发生在四肢等活动频繁的肌肉群。

腰背肌筋膜炎多发于寒冷、潮湿地区的野外作业者,或腰背部长期超负荷劳动的人群中。由于寒冷、潮湿这些不良因素的长期刺激,可使腰背部肌肉血管收缩、缺血、水肿从而引起局部纤维浆液渗出,最终形成纤维炎。而慢性劳损则会使腰背部肌肉、筋膜受损后发生纤维化改变,使软组织处于高张力状态,从而出现微小的撕裂性损伤,最后又使纤维样组织增多,挤压局部的毛细血管和末梢神经出现症状。临床主要表现为腰背部(有时包括臀部)弥漫性钝痛,尤以两侧腰肌及髂嵴上方更为明显。疼痛的特点是晨起痛,日间轻傍晚复重,即长时间不活动或活动过度均可诱发疼痛,且病程长,常因劳累及气候变化而发作。检查可见患者常能在广泛的痛区明确指出最痛点(即末梢神经卡压征)。按压该痛点时,疼痛向邻近部位扩散,有时可在其深部触及大小不等的硬结。

**1. 单偏验方**

●棉花籽、石菖蒲各一撮,捣烂炒热,洒上白酒,趁热敷于痛处,用绷带束好。每日 1 次。

●韭菜根适量,洗净捣烂,和醋,敷于痛处。每日 1 次。

●芥子末,酒调,敷于痛处。每日 1 次。

●生川乌 3 个,去皮脐为散,醋调涂于棉布上,贴于痛处。

●皂角 500 克,去皮弦捣碎,白酒 500 毫升,熬至一半,滤去渣,再用前汁熬为膏状,随痛处贴之。

●肉桂末适量,和酒涂痛处,待干后再涂。

●香附 150 克,生姜 60 克,取自然汁浸一宿,炒黄为末,入青盐 6 克,擦腰数次。

●葡萄根及藤叶适量,煎汤淋洗痛处。

**2. 推拿按摩**

●按压太溪穴。术者拇指放在足外踝前侧,中指压在食指上,食指放在内踝平面的后侧太溪穴处,并沿内踝后缘向前推捺,同时用力压太溪穴,以感到足趾及足背麻木为度。

● 屈肘按压环跳穴。患者侧卧,背向术者。以右患侧为例:嘱患者左侧屈髋屈膝,伸直右下肢,使右臀朝上。术者屈曲右肘关节,右手握住左上臂作支撑力,左手向后拉髂前上棘,将屈曲的右肘鹰嘴尖放于患侧的环跳穴,与拉右髂前上棘的左手对抗用力,使右肘鹰嘴尖以适当的力度压环跳,以患者感到右下肢麻木为度。

● 按压承山穴 1 分钟。

● 按压委中穴 1 分钟。

● 揉按推捻法。①术者以左手掌根部沿患者右侧背伸肌自上而下旋转按揉至骶髂关节上缘,同时用右手掌根部施于对侧,反复 3 次。②术者两手拇指放在患者两侧背伸肌外缘上端与背伸肌呈垂直,两拇指轻轻向中线挤压,同时向前推捻,并向上向外旋转沿两侧背伸肌顺擦而下至骶髂关节上缘为止,反复 3 次。③术者右手手掌放在 4～5 腰椎平面的背侧,左手掌搭于右手背之上,两手掌在患者腰部做左右摇摆推按,反复 4～5 次。

上述这套简易按摩疗法可每日或隔日 3 次。

### 3. 预防调护

● 重体力劳动及剧烈运动前,应活动腰部,使肌肉、筋膜放松,可预防扭伤。

● 重体力劳动时,可取前窄后宽的腰带围束腰部,可保护腰部,防止扭伤。

● 扭伤早期不宜强行锻炼,应卧硬板床休息,以减轻疼痛,防止进一步损伤,并有利于组织修复。疼痛缓解后即可开始逐步进行腰背伸锻炼。损伤后期应加强腰部的各种功能锻炼,以防止粘连,并增强肌力和腰部抵抗能力。

## 颈椎病

颈椎病是常见病、多发病,中老年人及经常低头工作的人多见。它是由于颈部风寒、外伤、老化及劳损(如反复落枕,枕头和睡眠姿势不当,工作时姿势不良或长时间单一姿势等)和代谢失常等因素所致的颈椎生理曲线改变和颈椎间盘、关节、韧带等组织的退行性变化,因而刺激和/或被压迫了颈神经根、脊髓、椎动脉和颈部的交感神经等组织而出现的一种症状复杂、影响广泛的综合征。所以，医学上也称为颈椎综合征或颈部综合征。本病多见于 40 岁以上中老年患者，多因慢性劳损或急性外伤引起。由于颈项部日常活动频繁，活动度较大，易受外伤，因而中年以后颈部常易发生劳损。如长期从事低头的伏案工作者或长期使用电脑者，或颈部受过外伤者；或由于年高肝肾不足，筋骨懈惰，引起椎间盘萎缩变性，弹力减小，向四周膨出，椎间隙变窄，继而出现椎体前后缘与钩椎关节的增生，小关节关系改变，椎体半脱位，椎间孔变窄，黄韧带肥厚，变性及项韧带钙化等一系列改变。椎体增生的骨赘可引起周围膨出的椎间盘、后纵韧带、关节囊的反应充血、肿胀、纤维化、钙化等，共同形成混合性突出物。当此类劳损性改变影响到颈部神经根、颈部脊髓或颈部主要血管时，即可发生头痛头晕、颈部疼痛、上肢串麻疼痛，甚则四肢瘫痪等一系列相关的症状和体征。颈椎病常见的基本类型有神经根型，脊髓型，椎动脉型和交感神经型。

### 1. 牵引治疗

牵引方法常用的有坐位牵引和卧位牵引两种，均用吊带即枕颌布带套在患者的枕部及下颌部进行牵引。重量可从 3～4 千克开始，逐渐增加重量，以至出现最佳效果为止。但最多不要超过 12 千克。时间为每日牵引 1～3 次，每次 30 分钟，10 次为 1 个疗程。如连续牵引 2～3 周仍无明显效果，可放弃牵引而改用其他办法治疗。

卧位牵引也称水平牵引，患者平卧于床上，同时抬高床头 20～30 厘米，以防止患者沿牵引方向移动。要求床面与牵引线的夹角约为 35°为宜。患者颈部垫枕，系好枕颌带并与牵引绳之一连接好，通过床头牵引架上的滑轮后，牵引绳的另一端接上所需要的牵引重量。

坐位牵引（图 5）也称垂直牵引，患者端坐于牵引架下，手放于膝盖上，将枕颌布带系好后，挂在较头部稍宽的铁弓两端。弓中间与牵引绳的一端连接，通过两个滑轮后另一端接上所需要的重量。

颈椎牵引禁忌从一开始就用大重量牵引，防止意外的发生。

### 2. 睡枕治疗

颈椎病患者的枕头不宜过高或过低，即使健康人，亦应注意保持颈椎前凸的生理体位,以防引起或加速颈椎的退变。

一般说来,可用自己的拳头作标准,大约枕高一拳到一拳半,长度超过自己的肩宽10~20厘米,高度以压缩后略高于自己的拳高10~15厘米,合乎人的生理要求,使颈部肌肉放松。

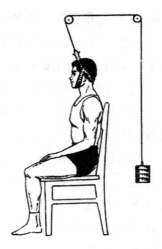

图5 颈椎病坐位牵引

枕芯充填物可选:①荞麦皮。其优点是价廉,透气性佳,在北方易获得,可随个人需要调整枕头的高低。②蒲绒。质地柔软,透气较好,尤以新绒,并可随意调节高低,但用久后易结成块状,故需经常曝晒使其松软。③木棉。与前者相似,但价格略高。④绿豆壳。最适用于夏天,不仅通气性能良好,具有清凉解暑之作用,如加上适量的茶叶(价格较廉的一种或饮用过的茶叶晒干均可)或薄荷叶则效果更佳。⑤稻壳。虽具有类似荞麦皮之优点,且南方、北方均易获得,但其硬度较大,尤其稻壳的两端较锐,分量较重,常使患者感到不适。

### 3.贴敷熨灸

●枣核大艾炷18~36壮。选用夹脊穴及阿是穴为主,配合大椎、肩井、风池、肩贞、合谷、足三里等。按艾炷隔姜灸法,每次3~6个穴位,每穴3~6壮,每日1次,10次1个疗程。

●选用颈夹脊穴及压痛点等,每次温和灸10~20分钟,每日1次,10次1个疗程。适于各型颈椎病。

### 4.洗浴熏蒸

伸筋草、五加皮、乳香、没药各12克,秦艽、当归、红花、蟅虫、路路通、桑叶、桂枝、骨碎补、川乌、草乌各9克,加水煎煮20分钟,过滤取药液温浴患部。每日1次,每次20分钟,7次1个疗程。适用于各型颈椎病。

### 5.锻炼治疗

治疗老年颈椎病的运动锻炼很简单,速度缓慢,幅度逐渐加大;每做完一节后,自然呼吸,间歇片刻后再做下一节。引起症状的动作方向需要逐步适应,顺势而动。每天早晚一次,每次 10 分钟左右。

●坐位或站位,双手叉腰,头颈轮流向左右旋转。每当转到最大限度时,稍稍转回后再超过原来的幅度。两眼亦随之尽量朝后方或上方看。两侧各转动 10 次。

●站位或坐位,两手叉腰,头颈后仰观天,并逐渐加大幅度,稍停数秒后还原。共做 8 次。

●站位或坐位,双手交叉紧抵头后枕部。头颈用力后伸,双手则用力阻之,持续对抗数秒后还原。共做 6～8 次。另一种方法是取站位或坐位,两手于头后枕部相握,前臂夹紧两侧颈部。头颈用力左转,同时左前臂用力阻之,持续相抗数秒后放松还原,然后反方向做。各做 6～8 次。

●站位,右前弓步,身体向左旋转,同时右掌尽量上托,左掌向下用力拔伸,并回头看左手。还原后改为左前弓步,方向相反,动作相同。左右交替进行,共做 8～10 次。

●站位或坐位,头颈放松转动,依顺时针方向与逆时针方向交替进行。共做 6 次。

●正坐位,二目平视,自己用双手掌放在颈部两侧,拇指及其余四指托着枕部下方两侧,手掌托着下颌骨处,用力向上拔托 10 秒,然后休息 10 秒。每次做 10～20 次,每日数次。

6.**预防调护**

●积极治疗咽喉部疾患、咽喉部炎症不仅易引起上颈椎自发性脱位,而且也是诱发颈椎病的因素之一。

●保持良好的睡眠体位。一个良好的睡眠体位应该使胸、腰部保持自然曲度,双髋及双膝呈屈曲状,全身肌肉放松。休息最好采取侧卧或仰卧,不可俯卧,枕头不宜过高。

●避免长期低头工作。长期低头的工作强度往往不大,但长期低头造成颈后部肌肉,韧带组织劳损,屈颈状态下椎间盘的内压大大高于正常体位。因此要定期改变头颈部体位。

●忌吹风寒或淋雨受湿,尤其是夜间睡眠时,注意颈部的保暖。

## 增生性脊柱炎

增生性脊柱炎是脊柱发生退行性改变的一种常见病,是脊椎骨、椎间盘以及周围软组织发生的一系列退行性和增生性变化的结果。临床上表现为椎体前后缘有唇状骨质增生,有时骨质增生可扩大到椎间关节周围,最后形成一个环行的骨峰。这种骨峰可在一个椎间隙中发生,也可在几个椎间隙中同时发生(开始为单发,以后为多发)。骨质增生甚至可突入脊椎管和椎间孔,椎板和椎弓根也可有骨赘形成,使椎间孔变小,椎间隙变窄和椎管狭窄,甚或能产生脊髓压迫症状。X线片上以椎体边缘骨质增生和椎间小关节肥大性改变为主要特征,故又称为肥大性脊柱炎、脊柱骨性关节炎。

脊柱退行性疾病的症状十分复杂,体征也因其病变部位而异,其共同之处是疼痛、麻木等神经反射或神经根受压征象,或椎间关节失稳、僵硬所致的功能紊乱。因临床上发生在颈椎和腰椎的增生性脊柱炎最为多见。

**1. 中成药治疗**

可选用:独活寄生丸,寒痹停片,风湿骨痛胶囊,骨刺片,骨质增生丸,威灵骨刺膏,通痹片,塞隆风湿酒,豨莶丸,二妙丸,三妙丸,小柴胡丸,滑膜炎冲剂,东方活血膏,逍遥散,华佗风痛宝,健骨注射液,追风活络胶囊,益肾蠲痹丸,骨风宁胶囊,壮骨关节丸,正清风痛宁胶囊,六味地黄丸,强力天麻杜仲胶囊。

**2. 推拿按摩**

用推拿手法治疗腰椎骨质增生,可起到缓解痉挛、活血止痛之功效。

●患者俯卧位,术者站于其旁。用手掌揉拿腰部、臀部和下肢后外侧 30 次。用拇指或肘部在腰部两侧做拨筋法 20 次。痛点部位多施手法。点肾俞、志室、阳关、大肠俞、环跳、绝骨、腰眼等穴。同时配合腰部侧扳法,腰椎扳法。在做拨筋法和点按穴位前在腰部用滚法 5 分钟。

### 3. 拔罐刮痧

●麻黄 6 克,祁艾 6 克,防风 6 克,木瓜 6 克,花椒 6 克,竹茹 6 克,秦艽 6 克,透骨草 6 克,穿山甲 6 克,乳香 6 克,没药 6 克,千年健 6 克,羌活 6 克,苍术 6 克,防己 6 克,当归尾 6 克,刘寄奴 6 克,乌梅 6 克,甘草 6 克。水煎去渣存液煮选好的竹管,竹管口径 2～4.5 厘米,长 10～12 厘米,厚 0.3 厘米,每煮 3～5 分钟,夹出后甩净擦干迅速扣在患处。每次拔管 5～8 个,10～15 分钟,每日 1 次,15 次为 1 个疗程。主治各型肥大性脊柱炎。

### 4. 贴敷熨灸

●鹅不食草 2 500 克,透骨草 2 500 克,水泽兰 5 000 克,生川乌 750 克,马钱子 750 克。共研成细末备用。取药末 60 克用水 200 毫升煮开,加 50% 乙醇 20 毫升调匀,装入纱布袋敷压痛点。每次敷 2～3 小时,每日 1 次,3 日更换药末 1 次,6 次为 1 个疗程,各疗程间宜休息 3～5 日。主治各型肥大性脊柱炎。

●生姜切成 0.5～1 厘米厚薄片,中间以细针穿数个小孔,置于肾俞及阿是穴上点燃艾炷,每穴施灸 7 壮。每壮用姜 1 片,每日 1 次,10 次为 1 个疗程。主治风寒湿型。

●艾叶 10 克,红花 10 克,透骨草 10 克,刘寄奴 10 克,蟅虫 10 克,秦艽 10 克,荜拨 10 克,川芎 10 克,加水置电炉上加温并放置在治疗床的洞口(直径 25 厘米)下,距离 10～30 厘米。患者仰卧治疗床上,患处对准治疗洞口进行治疗,每次 30 分钟,每日 1 次,6 次为 1 个疗程。主治各型肥大性脊柱炎。

●穿山甲 20 克,食盐 30 克,蟅虫 20 克,白薇 20 克,生半夏 15 克,生南星 15 克,续断 15 克,细辛 15 克,生川乌 10 克,生草乌 10 克,白芥子 5 克,阿魏 10 克。酒炒后研末,与陈醋及童便各半拌湿,再炒热装入布袋热熨患处。每次 40 分钟,每日 1 次,10 次为 1 个疗程。主治瘀血型及风寒湿型肥大性脊柱炎。

●生草乌 30 克,小茴香 30 克,当归 30 克,川芎 30 克,菖蒲 30 克,牛膝 20 克,续断 20 克,樟脑 5 克,冰片 5 克,陈艾绒 50 克。除樟脑、冰片外,共研为细末,再与研末的樟脑、冰片混匀,撒在棉布上缝制成护腰带,日夜护戴。主治各型肥大性脊柱炎。

●麝香50％,斑蝥粉20％,丁香粉15％,肉桂15％,制成斑麝粉备用,于夏暑三伏天贴施灸。让患者俯卧,取斑麝粉1～1.8克,沿脊柱正中线上敷药末,再取大蒜1 500克捣烂如泥,在斑麝粉上铺成宽5厘米、高2.5厘米的蒜泥一条,再加上3厘米宽、2.5厘米高的艾炷1条,(断面呈三角形),然后点燃艾炷两端与中间,使整条艾绒慢慢燃尽。主治肾虚型及肝阴不足型肥大性脊柱炎。

●透骨草12克,五加皮15克,五味子15克,山楂15克,当归12克,红花2克,赤芍12克,生地12克,羌活10克,独活10克,防风10克,炮附子6克,花椒30克。装入布袋内,扎紧放盆内,加水煎煮15分钟,稍凉温,托敷患处。每次30分钟,每日2次,10～15日为1个疗程。

**5. 外固定治疗**

●牵引疗法。牵引的作用是调整和恢复被破坏的脊椎内外平衡,恢复脊椎正常功能。主要适用于颈、腰椎骨质增生病神经根受压型。

●器械矫治矫形器治疗。颈托、颈围、腰围等支具的应用有助于维持脊柱的稳定性和缓解症状,但不宜长期使用,以免发生颈背及腰部肌肉萎缩或关节僵硬等不良后果。

**6. 功能锻炼治疗**

在急性期症状减轻后即可进行功能锻炼,这也是提高和巩固疗效的重要手段。

(1)颈部运动操:

●两腿分开与肩同宽,两手叉腰,抬头望天,还原;低头看地,还原。上身腰部不动,呼吸自然。

●往后观瞧。两腿分开与肩同宽,两手叉腰,头颈向右后转,目视右方,还原;头颈向左后转,目视左方,还原。

●前伸探海。两腿分开与肩同宽,两手叉腰,头颈前伸并转向右前下方,双目前下视,似向海底窥探一样,还原;头颈前伸并转向左前下方,双目下视,还原。

●回头望月。两腿分开与肩同宽,两手叉腰,头颈向右后上方尽力转,双目转视向右后上方,似向天空望月一样,还原;头颈转向左后上方,双目转视向左后上方,还原。

●金狮摇头。两腿分开与肩同宽,两手叉腰,头颈向左右环绕数周。

（2）腰部运动操：

●仰卧位,双手叉腰,吸气时挺胸,呼气时还原。

●仰卧位,双手叉腰,交替上抬伸直的下肢。

●仰卧位,两膝屈曲,双足踩于床面,吸气时挺胸挺腰使臀部离开床面,呼气时还原。

●仰卧位,双手叉腰,吸气时将并拢的两下肢抬到 60°～70°,呼气时还原。

●仰卧位,双上肢置于体侧,两下肢伸直位,吸气时抬起臀部并做挺胸挺腰动作（拱桥状）,呼气时还原。

●仰卧位,双手置于头枕后,做仰卧起坐动作,坐起时两手尽量触足尖,然后还原。

●左侧卧位,右手扶持于胸前床面,吸气时将右下肢伸直位外展,呼气时还原。完成数次后,再转为右侧卧位,做左腿动作。

●俯卧位,屈肘关节,两手掌扶于床面,伸直肘关节时以撑起上身,头做后仰动作而骨盆不离开床面。

●俯卧位,轮流将伸直的下肢抬起放下。

●俯卧位,两上肢呈外展位,抬头抬胸,上肢亦抬起离开床面,同时双下肢伸直,拉向后抬起,呈飞燕状。

注意：在做运动操时,应坚持系统性、经常性,循序渐进,持之以恒,具体情况,个别对待等原则进行。

**7. 预防调护**

●部分症状较重,有焦虑和精神不安的患者应进行有关专业知识的普及教育,消除恐惧心理,增强信心,主动配合治疗,争取早日康复。

●建立良好的睡眠体位,注意局部的保暖,对防止发病或症状进一步加重是非常必要的。颈椎骨质增生患者,最好采用质地柔软的元宝形枕头,以保持颈部的自然屈伸位；腰椎骨质增生的患者,最好睡木板床,在双膝下垫一枕头,以保持腰椎的自然生理屈度。

## 强直性脊柱炎

强直性脊柱炎是一种病因未明,主要累及脊柱、中轴骨骼和四肢大关节,以椎间盘纤维环及其附近结缔组织纤维化和骨化及关节强直为病变特点的慢性炎症性疾病,类似于中医学的骨痹、肾痹、腰痹、竹节风、龟背风等。《内经》"骨痹不已,复感于邪,内舍于肾","肾痹者,尻以代踵,脊以代头"等形象地描述了强直性脊柱炎晚期和脊柱强直畸形的状态。该病早期的临床表现非常复杂,起病呈隐匿性进展,首发症状多变,缺乏特异性,极易被误诊而延误治疗,中晚期常并发脊柱僵硬、驼背、侧弯、髋、膝关节屈曲型强直,重者可遗留终身残疾。

人白细胞抗原是一组与人类遗传有关的基因复合体。强直性脊柱炎均与人白细胞抗原 B27 呈强相关关系,即 90% 的强直性脊柱炎的人白细胞抗原 B27 为阳性。病例调查也发现人白细胞抗原 B27 阳性的强直性脊柱炎患者,有明显的家族聚集性。

强直性脊柱炎的临床症状:①腰背痛。腰背痛是强直性脊柱炎最常见的症状,是病情活动的指标之一。疼痛的位置包括腰部、下背部及腰骶部。因为强直性脊柱炎主要侵犯中轴关节且病变发展趋势大部分是由下而上,所以骶髂关节和腰椎受累见于多数患者,发生率在 90% 以上。②晨僵。晨僵是指清晨僵硬感,活动后可缓解,是病情活动的指标之一,也是强直性脊柱炎早期常见的症状之一。③肌腱、韧带骨附着点疼痛。强直性脊柱炎的特征性病理变化是附着点炎症。附着点是指肌肉、韧带与骨骼或关节囊的附着处,附着点炎症是肌腱端的非细菌性炎症。这种炎症可导致肌腱韧带的疼痛和肿胀。由于附着点都在关节周围,所以常常引起关节周围肿胀。

**1.器具固定治疗**

间断使用各种支架,对预防和矫正各种畸形有一定意义,如背心式支架则有助于预防驼背畸形。

**2.牵引治疗**

当关节畸形未发展到骨性强直时,给予适当的牵引措施,对于防治脊柱和关节畸形有一定效果。

3. **按摩**

伸筋草 90 克,透骨草 90 克,川乌 90 克,草乌 90 克,乳香 90 克,细辛 90 克,制马钱子 90 克,樟脑 90 克。烘干粉碎过罗,而后将樟脑粉加入上药并拌匀制成散剂。用稀布缝 1～2 个布袋,布袋长短应超过脊柱及骶髂部周围痛点的上下左右 2 厘米,将药散加入适量米醋拌湿搅匀,湿度以用手一握成团,放开后自动散开为佳。而后将拌好的药物放入袋内并封口,装好的药袋厚度平均 1～1.5 厘米,最多不超过 2 厘米。把药袋放在患者脊柱及骶髂关节部,而后用热水袋放在药袋上加热,或用电热袋加热。每次热敷 40～60 分钟,每日 2 次,每袋药可热敷 3～5 日,药物变干可加米醋拌湿再用。3 个月为 1 个疗程。药物热敷后可用下列手法按摩:患者取俯卧位,上胸部及两髂前上棘处分别垫 2～3 个枕头,使前胸及腹部悬空。术者站于一旁,在患者脊柱及两侧至骶髂关节,用揉法和滚法上下往返治疗。术者用单手掌或双手重叠沿脊柱按压至骶髂关节及臀部,按压时应配合患者呼吸,当呼气时向下按压,吸气时放松,随后一手按压臀部,另一手分别扳左右大腿中下段用力向上扳,每侧 5～8 次。患者改仰卧位,术者用揉法和滚法治疗髋关节前部及大腿前内侧肌肉,然后做髋关节屈曲、伸直、内收、外展、内旋、外旋被动活动,松解髋关节周围软组织粘连,防止髋关节功能受限,促进已受限的功能恢复。手法治疗,每日 1 次。

4. **督灸治疗**

生姜 2 000 克洗净,用打浆机将其打碎,艾绒 500 克。患者俯卧位,背部擦净并以乙醇消毒。将打好的姜末平摊于背部,上从大椎穴下至腰骶关节,两侧至膀胱经外线的区域,厚度约 2 厘米。取艾绒 250 克,用手捏成 5 个拳头大小的长椭圆形艾团,自上而下沿脊柱正中线摆放于姜末上。点燃每个艾团令其燃烧,待其燃尽 40～50 分钟,弃去艾灰,将剩余的艾绒重新置于姜末上,依上法操作,全部过程 100～120 分钟。弃去姜末,擦干背部。每日 1 次,10 次为 1 个疗程。间隔 5～7 日继续下一个疗程。

**5. 康复治疗**

●食用富含蛋白质和维生素的饮食,少食动物脂肪,骨质疏松者应加服钙剂和鱼肝油。

●保持良好的姿势,对预防畸形有一定意义。如患者坐位时应尽量挺胸收腹,不长时间弯腰工作。睡眠时忌用高枕,卧睡硬板床,卧睡时不要侧卧、弓腰、屈膝,尽管这种姿势使人感到舒适,仍应采用仰卧或俯卧位。

●注意做矫形体操,如做深呼吸运动和扩胸运动,可以扩展胸廓,预防肋椎关节强直,增加肺活量。由于胸廓的扩张,可间接起到预防驼背畸形的作用。颈部可做前屈、后伸、左右侧屈及旋转活动。髋关节要进行髋伸肌和外旋肌的训练,在水中练习会取得较好效果。

患者应坚持肢体的活动锻炼,在疼痛能够忍受的情况下,注意关节的功能活动,既有利于疾病的恢复,又有利于保持关节功能,防止或减少残疾的发生。因为强直性脊柱炎的病理基础是肌腱附着点炎,这些部位的纤维化、骨化将影响到机体的功能,积极主动、正确的体能锻炼将有助于维持机体的正常功能。切不可因疼痛而卧床不起,不愿活动,这样只能使病情进展加快。

●对于强直性脊柱炎患者应主要针对以下 3 个目标进行运动:一是维持胸廓的活动度;二是保持脊柱的灵活性;三是维持肢体的运动功能,防止或减轻肢体因废用导致肌肉萎缩,维持骨密度和强度,防止骨质疏松等。为此可以经常做一些深呼吸、扩胸运动、屈膝、屈髋、弯腰和转头、转体等运动,运动强度可根据具体病情而定。一般认为运动后疼痛持续不超过 2 小时为度,较适合的运动有慢跑、游泳、太极拳等。为维持脊柱的功能位,应仰卧睡硬板床,如已侵犯颈、上胸,应去枕睡眠。

●游泳和登山运动。游泳可以同时强化背伸肌、肩外展肌和外旋肌、髋外展肌和外旋肌、膝伸肌等的功能。登山运动同样可以使上述肌肉得到更好的锻炼,同时使呼吸加深,胸廓活动加大,促进心肺功能,也有利于防止脊柱屈曲变形。

**6. 预防调护**

● 20～30 岁的男性是高发期,而在这一人群中与自己有血缘关系的近亲,如有驼背、板状背等变化的,而本人又是人白细胞抗原 B27 阳性者,则应特别警惕患上强直性脊柱炎。当然单纯的人白细胞抗原 B27 阳性不会必然患上强直性脊柱炎,但这类人群中应积极预防肠道、泌尿系感染等,注意饮食卫生。注意泌尿生殖系统卫生,如出现上述疾病,则应积极抗感染治疗,防止诱发强直性脊柱炎的发生。

●在起居中一定要慎防风湿寒之邪,注意保暖,并且增强机体免疫功能。

●应有一个良好的心态,正确对待生活。不要因自己是强直性脊柱炎患病的危险人群,就忧心忡忡,消极生活。

●要想取得满意的疗效,最大限度地保持关节的活动功能,在药物治疗的同时必须配合相应的康复治疗措施,防止脊柱畸形的发生。

### 急性腰扭伤

急性腰扭伤指腰部筋膜、肌肉、韧带、椎间小关节、腰骶关节的急性损伤,多因突然遭受间接暴力所致,俗称闪腰、岔气。若处理不当或治疗不及时,也可使症状长期延续,变成慢性。腰部扭挫伤是常见的筋伤疾病,多发于青壮年和体力劳动者。

腰部扭挫伤可分为扭伤与挫伤两大类,扭伤者较多见。

腰部扭伤多因突然遭受间接暴力致腰肌筋膜、腰部韧带损伤和小关节错缝。如当脊柱屈曲时,两侧骶棘肌收缩,以抵抗体重和维持躯干的位置,此时若负重过大或用力过猛,致使腰部肌肉强烈收缩,而引起肌纤维撕裂。当脊柱完全屈曲时,主要靠棘上、棘间、髂腰等韧带来维持躯干的位置,此时若负重过大或用力过猛,而引起韧带损伤。腰部活动范围过大、过猛,弯腰转身突然闪扭,致使脊柱椎间关节受到过度牵拉或扭转,而引起椎间小关节错缝或滑膜嵌顿。

腰部挫伤多为直接暴力所致,如车辆撞击、高处坠跌、重物压砸等,致使肌肉挫伤、血脉破损、筋膜损伤,引起瘀血肿胀、疼痛、活动受限等,严重者还可合并肾脏损伤。

临床诊断有明显的外伤史。伤后腰部即出现剧烈疼痛,其疼痛为持续性,深呼吸、咳嗽、喷嚏等用力时均可使疼痛加剧,常以双手撑住腰部,防止因活动而发生更剧烈的疼痛,休息后疼痛减轻但不消除,遇寒冷加重。脊柱多呈强直位,腰部僵硬,腰肌紧张,生理前凸改变,不能挺直,仰俯转侧均感困难,严重者不能坐立,行走或卧床难起,有时伴下肢牵涉痛。

腰肌及筋膜损伤时,腰部各方向活动均受限制,在棘突旁骶棘肌处、腰椎横突或髂嵴后部有压痛;棘上、棘间韧带损伤时,在脊柱屈曲受牵拉时疼痛加剧,压痛多在棘突或棘突间;髂腰韧带损伤时,其压痛点在髂嵴部与第5腰椎间三角区,屈曲旋转脊柱时疼痛加剧;椎间小关节损伤时,腰部被动旋转活动受限并使疼痛加剧,脊柱可有侧弯,有的棘突可偏歪,棘突两侧较深处有压痛;若挫伤合并肾脏损伤时,可出现血尿等症状。

### 1. 单偏验方

●地龙 15 克,苏木 12 克,官桂 15 克,黄柏 15 克,麻黄 8 克,桃仁 15 克,当归尾 30 克,红花 10 克,大黄 30 克,乳香 6 克,没药 6 克,甘草 6 克。体质强壮可重用大黄 60 克,体质虚弱可用黄柏 10 克,大黄 15 克,党参 15 克,白术 30 克,淫羊藿 15 克。上药煎 1 小时后再加入大黄煎 10 分钟,留 300～400 毫升汁顿服。将前药渣倒入铁锅内,加陈醋 150 毫升,将药渣炒热装入小布袋内外敷患处,凉了再加温,每次热 30 分钟。

●煅紫贝齿 3 克,制珍珠 2 克,制净硼砂 9 克,龙脑冰片 1 克,前两药共研成细粉,再和后两药一同碾匀,储备。施治时取灯心草一段,剪平一头,湿冷开水少许,蘸上列药粉,点入患者眼内眦,并令闭目至出泪,便嘱患者起立,踏步并做弯腰运动 3～5 次。主治急性腰扭伤,一般疼痛即时可缓。必要时可隔日再行施治 1 次。

●白檀香 9 克,广木香 6 克,公丁香 3 克,龙脑冰片 2 克,真麝香 0.3 克,前三药研极细粉再与后两药碾匀,备用。施治时以吹管取适量药粉吹入患者鼻孔,然后令患者立定,进行弯腰运动 3～5 次。主治急性腰扭伤,数次可愈。吹鼻时,腰左侧扭伤吹右鼻孔,腰右侧扭伤时吹左鼻孔。

●将石蜡制成半凝固状态,约 50℃温度的药饼,敷灸于患处,每次 30～60 分钟,每日 2 次,10～15 次为 1 个疗程。

● 杜仲捣烂,用白酒调和后涂搽在患处,稍干燥便再涂搽,一日多次。主治气滞血瘀型。

● 将中指放于棘突上,食指、环指置于棘突两侧,自上而下滑下,触摸出偏歪的棘突,以锤钎紧紧抵住棘突并下压至椎弓根部,左手握紧钎固定,右手握锤敲击钎底,纠正偏歪的棘突,旋转的椎体即可复位。腰痛亦随之缓解。

● 桃仁、红花、乳香、没药、五倍子(打碎)、黑豆各 20 克,赤芍 15 克,甘草 15 克,白酒 30 克。每剂加水 3 000 毫升,煎到水减半时加入白酒,趁热熏洗患处,待药液温度稍减,便可用毛巾浸药液洗患处。每次熏洗 30 分钟,一剂药可熏洗 4 次。有皮肤化脓者禁用。

### 2. 推拿按摩

患者俯卧位,术者用两手在脊柱两侧的骶棘肌,自上而下进行按揉、拿捏手法,以松解肌肉的紧张、痉挛;接着按压揉摩阿是、腰阳关、命门、肾俞、大肠俞、次髎等穴,以镇静止痛;最后术者用左手压住腰部痛点用右手托住患侧大腿,同时用力做反方向扳动,并加以摇晃拔伸数次。如腰两侧俱痛者,可将两腿同时向背侧扳动;在整个手法过程中,痛点应作为施术重点区,急性期症状严重者可每日推拿 1 次,轻者隔日 1 次。

对椎间小关节错缝或滑膜嵌顿者,用坐位脊柱旋转复位法。患者端坐方凳上,两足分开与肩等宽,以右侧痛为例,助手面对患者,用两腿夹住患者左大腿,双手压住左大腿根部以维持固定患者的正坐姿势。术者坐或立于患者之后右侧,右手自患者右腋下伸向前,绕过颈后,手指在对侧肩颈部,左手拇指推按在偏右棘突的后下角。当右手臂使患者身体前屈 60°～90°,再向右旋转 45°,并加以后仰时,左拇指用力推按棘突向左,此时可感到指下椎体轻微错动,或可闻及复位的响声。最后使患者恢复正坐,术者用拇、食指自上而下理顺棘上韧带及腰肌。

对不能坐位施术者,可用斜扳法。患者侧卧位,患侧在上,髋、膝关节屈曲,健侧在下,髋、膝关节伸直,腰部尽量放松。术者立于患者前侧或背侧,一手置于肩部,另一手置于臀部,两手相对用力,使上身和臀部做反向旋转,即肩部旋后,臀部旋前,活动到最大程度时,用力做一稳定推扳动作,此时往往可听到清脆的弹响声,腰痛一般可随之缓解。

3. **贴敷熨灸**

●大黄 500 克,白芷、姜黄、生乳香、生没药各 150 克,共研细末。每 100 克药粉加凡士林 50 克,调匀敷于患处。

●硫黄 120 克,生川乌 9 克,生草乌 9 克,朱砂 9 克,蟾酥 6 克,冰片 6 克,细辛 6 克,四叶对 6 克,麝香 0.3 克。硫黄 120 克烊化后,加入除蟾酥、麝香外研成末的各药混匀,再加入蟾酥及麝香搅和,待凉凝后制成麦粒大小的药粒备用。取 2 厘米×2 厘米的白纸 1 张置于压痛点,将药粒放上并点燃,使之尽量燃烧(不使白纸燃起),待患者感到灼热时压灭。每日 1 次。主治气滞血瘀型急性腰扭伤,尤适治腰棘间、棘上韧带损伤。

●生山栀 15 克,姜黄片 30 克,生大黄 15 克,冰片 3 克,葱白 250 克,麦粉、白酒各适量。将葱白捣烂,炒热用纱布包裹如球状,将生山栀、姜黄片、生大黄研成细末再加入冰片,麦粉碾匀以煨热的白酒调糊状。先将纱布包裹热葱球擦患处至皮肤微红为度,再将调好的药糊敷贴在患处,外用胶布固定,每日 1 次。

4. **预防调护**

●重体力劳动及剧烈运动前,应先活动腰部,使肌肉、筋膜放松,可预防扭伤。

●重体力劳动时,可取前窄后宽的腰带围束腰部,可保护腰部,防止扭伤。

●扭伤早期不宜强行锻炼,应卧硬板床休息,以减轻疼痛,防止进一步损伤,并有利于组织修复。疼痛缓解后即可开始逐步进行腰背伸锻炼。损伤后期应加强腰部的各种功能锻炼,以防止粘连,并增强肌力和腰部抵抗能力

●腰部注意保暖,有腰部劳损的患者天气寒凉时可在腰部加围自然材料护腰如家畜皮毛或羽绒护腰。不要使用中夹钢板的护腰,中夹钢板的护腰对人体运动系统的局部起应力遮挡作用,可以加速脊柱和脊周组织退变,造成骨质疏松,椎间盘变性或腰肌退化。

●每天晨起倒步行走 20～25 分钟,利于腰背肌的锻炼。

## 慢性腰肌劳损

慢性腰肌劳损是指腰部肌肉、韧带等软组织,因积累性、机械性等慢性损伤或急性腰扭伤后,未获得及时有效的治疗,而转为慢性病变所引起的腰腿痛等一系列症状。临床以腰痛,时轻时重,反复发作为特点。本病多见于青壮年,常与职业和工作环境有一定关系。病程缠绵,阴雨天或劳动之后,酸痛常常加重。引起本病的病因主要有劳逸不当,年老体衰,损伤失治复感外邪和先天畸形。

本病的特点是腰背部多为隐痛,时轻时重,经常反复发作,休息后减轻,劳累后加重,适当活动或变动体位时减轻,弯腰工作困难,若勉强弯腰则腰痛加剧,常喜用双手捶腰以减轻疼痛,少数患者有臀部的大腿后上部胀痛。腰痛与天气变化有关,阴雨天腰痛加剧,重着乏力,受凉或劳累后可加重发作。临床检查时脊柱外观一般正常,腰部功能活动范围尚可,有的患者一侧或双侧腰部肌肉触之板滞,局部压痛。

**1. 单偏验方**

●坎离砂加醋搅拌后局部热敷。适用于风寒湿邪痹阻型。

●万花油、正骨水、骨友灵等,在腰脊部两侧外擦。

●乳香、没药、麻黄、马钱子各等量,共为细末,备用。根据敷贴面积的大小,取药末适量,用蜂蜜调如膏状,敷于患处。适用于风寒湿邪痹阻型。

●红花 15 克,当归 90 克,活血龙 90 克,五加皮 90 克,防风 120 克,牛膝 120 克,金刚刺 120 克,红藤 120 克。加水过药面,煎煮沸 30 分钟,置于治疗床的洞孔(直径约 30 厘米)下 15～20 厘米处。患者卧床上,腰部对准治疗洞口直接蒸熏,每次治疗 20～30 分钟,每日 1 次,15～20 次为 1 个疗程。主治风寒湿型。

●取耳穴腰、肾、肝、神门等,用王不留行籽压贴,3 日换 1 次,30 日 1 个疗程。主治肾虚型。

●生草乌 20 克,小茴香 30 克,当归 30 克,川芎 30 克,菖蒲 30

克,牛膝20克,续断20克,樟脑5克,冰片5克,陈艾绒50克。除樟脑、冰片外研为细末,与研好的樟脑、冰片相混匀,选择适当的护腰,用棉布制成相应的内衬,将上药末均匀撒在内衬各层上,密封好,日夜护带在腰部。主治瘀滞型。

2.**效验推拿**

(1)手法:

● 俯卧位,术者站立左侧。用拇指指腹按压肾俞、关元俞、膀胱俞、大肠俞、八髎、腰部压痛点,以有酸胀感为佳,每穴约1分钟。

● 俯卧位,头向左或右侧旋转,并放松全身肌肉。术者站立左侧,以左手掌根部,自脊柱右侧骶棘肌上端开始,按揉而下,至腰骶部,重点按揉肾俞、关元俞、膀胱俞、大肠俞、八髎、腰部压痛点。同法施于患者左侧,均反复5～8次。最后自上而下,按压脊柱各关节棘突,施术时旋转按揉,力量轻稳平均。

● 俯卧位,术者在腰三角处(相当于4～5椎间隙,大肠俞穴)用双手拇指和中指端徐徐用力按压深处,即由浅入深。用力由轻而重,再由重而轻,由深而浅,大多数感觉酸痛舒适,一般操作1～2分钟。

● 俯卧位,术者站于患侧。在患侧背部自上而下施行滚法,重点在肾俞、关元俞、膀胱俞、大肠俞、八髎、腰部压痛点,反复5～8次。

● 直擦腰骶部两侧,横擦腰骶部,以透热为度。最后拍腰背两侧骶棘肌,以皮肤微红为度,然后热敷患处。

(2)治疗的目的:在于促进血液循环,理顺肌纤维,剥离粘连,加速炎症消退,缓解肌肉痉挛。可将点穴及按摩手法配合进行。先点按腰腿部腧穴,如肾俞、大肠俞、腰阳关、八髎、委中、承山、秩边以及阿是穴等,然后,在患者两侧膀胱经用较重刺激的滚法上下往返治疗5～6遍。再直擦腰背部两侧膀胱经,横擦腰骶部,均以透热为度。随后,滚揉两侧骶棘肌,推理腰部肌肉,推拿或弹拨腰肌和韧带。最后,拍击腰部,背部骶棘肌,以皮肤微红为度。必要时施以过度屈伸腰部或扳腰手法。施术时手法应轻快、柔和、灵活、稳妥,切忌用强劲暴力,以免加重损伤。

3.**预防调护**

● 注意劳动中的体位和姿势,注意纠正习惯性姿势不良。

●应避免汗后受凉、受潮湿。腰部要保暖,避风寒入侵。

●对慢性腰肌劳损者,尤其是体质瘦弱、肌肉不发达的患者,应通过体疗增强腰部骶棘肌、腰大肌的肌张力,进行腰背肌锻炼,以飞燕式为佳。坚持每日锻炼 3 次,逐渐增加强度,并用腰围或宽腰带保护腰部,宜睡硬板床。

●锻炼身体以浮力运动最佳,主要是游泳。水有浮力和阻力,游泳时人体呈水平位,脊柱轴向的压应力很小,由于松弛和蠕变的作用,椎间盘厚度增加。划水使身体向前牵引,但是水的阻力和人体重力,对椎间盘起牵引作用。由于屈髋、屈膝关节和伸髋伸膝关节运动有带动脊柱前屈和后伸作用,反复进行,加强腰肌力量,使腰部对损伤因子的抗力增加从而提高腰部的力量,防止腰部劳损的复发。

●病情重者,可适当卧硬板床休息,平时可戴腰围保护固定。

## 腰椎间盘突出症

腰椎间盘突出症又称腰椎间盘纤维环破裂髓核突出症,是腰椎间盘发生退行性变之后,在外力的作用下纤维环破裂髓核突出刺激或压迫神经根、血管或脊髓等组织所引起的腰痛,并且伴有坐骨神经放射性疼痛等症状为特征的一种病变。

腰椎间盘突出症是临床上最常见的腰腿痛疾患之一,简称腰突症,好发于 20~40 岁的青壮年,男多于女。发病部位以第四至第五腰椎之间为最多,第五腰椎第一骶椎之间次之,第三至第四腰椎之间较少见。体力劳动者多发。近年来,本病的发病率逐年增高,致使越来越多的人遭受折磨。那么究竟什么是腰椎间盘突出症呢?

腰椎间盘突出症就是因腰椎间盘突出而引起腰腿痛的一种病症。人体脊柱由 26 块椎骨构成,椎间盘是连接上下两个椎体的重要装置。它由两部分构成,即由周围的纤维环和中央的髓核构成的。椎间盘上下面借软骨板与椎体相连。所以,更确切地讲,腰椎间盘突出症就是纤维环破裂和髓核突出,而纤维环破裂是首要的(图 6)。

腰椎间盘突出症的原因很复杂。一是损伤,一是退变。可是单独用哪一种观点都不能完全解释。实际上,二者是相互联系,互为因

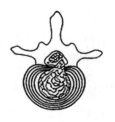

图 6　腰椎间盘突出示意图

果的,都是腰椎间盘突出症的重要原因。只不过因人而异,或是损伤占主导地位或是退变占主导地位而已。而退变除了与年龄有关外.还与损伤有密切关系,也就是说,损伤可导致退变,而退变又易发生损伤,二者互为因果。

　　腰椎间盘突出症患者,最初的腰痛症状多是由扭伤、劳损或着凉引起的,也可无任何诱因而出现腰痛。腰痛症状有突然发生者,也有逐渐产生者。腰痛的性质可为钝痛、绞痛、剧痛、针刺样疼痛,部分患者表现为腰痛逐渐减轻并出现下肢放射性疼痛,但大多数患者表现为腰痛的同时伴有下肢放射性疼痛。疼痛先从臀部相当于环跳穴处开始,逐渐向大腿后侧腘窝、小腿后侧或小腿后外侧、足背外侧缘或足跟、足跖部或足踇趾方向放射。实际上也是沿着相当于坐骨神经走行部位出现放射性疼痛。每当行走、站立或腹压增加,如咳嗽、打喷嚏、用力大小便时疼痛症状加重。其疼痛可以是一侧下肢,也可以是双侧下肢。

　**1.效验推拿**

　　(1)按摩法方法一:

　　●揉摩法。患者取俯卧位,术者立其身旁,以双手拇指和手掌自肩部起循脊柱两旁自上而下,揉摩脊筋,过承扶穴后改用揉捏,下过殷门、委中,再过承山穴,重复3次。

　　●按压法。术者双手交叉,右手在上,左手在下,以手掌自第一胸椎开始,沿腰部正中向下按压至腰骶部,左手在按压时稍向足侧用力,反复3遍。再以拇指点按腰阳关、命门、肾俞、志室、环跳、承扶、委中等穴。

　　●滚法。术者于背腰部自上而下施行滚法,直至下肢承山穴以下,反复 3 次。重点在下腰部,可反复多次。

以上手法可以舒筋活络,缓解肌肉痉挛,达到消瘀止痛的目的,为以下手法做好准备。

●牵引按压法。患者俯卧,两手把住床头。一助手在床前拉住患者腋部,一助手拉住两踝,向两端拔伸牵引约 10 分钟。术者立于患者一侧,用拇指或手掌按压椎旁压痛点,按压时力量由轻变重。此法可使椎间隙增宽,有助于髓核还纳。

●抖法。患者俯卧,双手把住床头。术者立于患者足侧,双手握住患者双踝,在用力牵引的基础上,进行上下抖动,左手掌揉按下腰部,反复进行 2~3 次。

●俯卧扳腿法。术者一手按住患者腰部,另一手托住对侧膝关节部,使该下肢尽量后伸,双手同时交替用力,可听到有弹响声,左右各做 1 次。

●斜扳法。患者侧卧,卧侧下肢伸直,另一下肢屈曲放在对侧小腿上部。术者站在患者背后,一手扶住患者髂骨缘后外缘,另一手扶住患者肩前方,同时拉肩向后,推髂骨向前,使腰部扭转,有时可听到或感觉到"咔嗒"响声。

●腰椎旋转复位法。对弯腰受限者,或感腰部僵硬者,用本法治疗。

●摇滚。患者仰卧,两髋膝屈曲,使膝尽量靠近腹部。术者一手扶两膝部,一手扶两踝部,将腰部旋转滚动,再将双下肢用力牵拉,使之伸直。推拿按摩后患者多感到轻松舒适,症状减轻。

以上手法须遵循辨证施治的原则,按患者的体质、年龄、病期、腰部活动受损的方位,以及手法过程中与手法后患者的感受情况等,灵活选用。

(2)按摩法方法二:

1)准备阶段手法:

●按摩法。患者俯卧。术者用两拇指或掌部自患者肩部向下按摩脊柱两侧膀胱经,至患肢承扶处改用揉捏,下抵殷门、委中、承山,反复数次。

●推压法。术者两手交叉,右手在上,左手在下,手掌向下推压脊

148

柱,从胸椎至骶椎,反复数次。

●滚法。术者以滚法作用于背、腰及臀腿部,着重于患者腰部调理,松解肌肉。

2)治疗阶段手法:主要以调理关节、回纳突出的椎间盘为主。

●俯卧拔腿法。术者一手按患者腰部,另一手托住患者两腿或单腿,使其下肢尽量后伸。两手相对用力,可听到一声弹响。可做1～2次。

●斜扳法。患者侧卧,在上的下肢屈曲,贴床的下肢伸直。术者一手扶患者肩部,另一手同时推髂部向前,两手反向用力使腰部扭转,可闻及或感觉到"咔嗒"声(图7)。

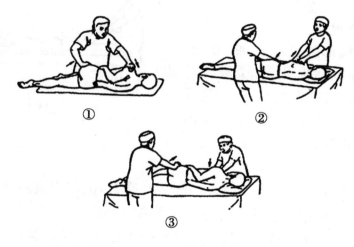

①　②

③

图7　侧卧位脊柱斜扳法

●牵引按压法。患者俯卧。一助手于床头抱住患者肩部,另一助手拉患者两踝,做对抗牵引数分钟。

●旋转复位法。患者坐于方凳上,两足分开与肩同宽。以患侧是右侧为例:助手面对患者,两腿挟持固定患者左腿。术者立于患者身后,右手经患者腋下绕至颈部,左拇指推顶患者偏歪的腰椎棘突右侧,右手压患者颈部,使其腰部前屈60°～90°,再向右旋转(图8)。

3)结束阶段手法:

●牵抖法。患者俯卧位,两手抓住床头。术者双手握住患者两踝,用力牵抖并上下抖动下肢,带动腰部(图9),再行按摩下腰部。

●滚摇法。患者仰卧位,双髋双膝屈曲。术者一手扶患者两踝,

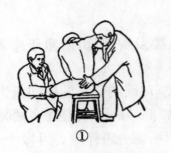 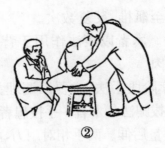

①　　　　　　　　②

**图8　坐位腰椎旋转复位法**

另一手扶患者双膝，将腰部旋转滚
动，持续 1～2 分钟。

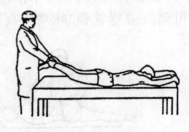

**图9　腰部牵抖法**

### 2.贴敷熨灸

●腰骶部外擦红花油、万花油、
樟脑酊等以活血化瘀，缓解腰部肌
肉痉挛，松解神经根粘连，促进局部
炎症消退。同时可配合外贴狗皮
膏、伤湿止痛膏、奇正消痛贴、骨刺
消痛膏。

●纯生铁末 500 克，食盐水 60～70 毫升，混匀浸泡后装入布袋，
以棉垫或毛巾包好已发热的药袋敷熨患处，每次 15～30 分钟，每日 1
次，12～15 次为 1 个疗程。主治肾虚型及风寒痹塞型腰椎间盘突
出症。

●乳香 12 克，没药 12 克，麻黄 10 克，马钱子 6 克，生草乌 6 克，
生川乌 6 克，骨碎补 20 克，自然铜 10 克，杜仲 12 克，炼制成膏备用。
取适量贴敷患处，每日 1 次，10 日为 1 个疗程。主治适于各型腰椎间
盘突出症。

### 3.洗浴熏蒸

红花、透骨草、刘寄奴、蛰虫、秦艽、荜拨、川芎、艾叶各 10 克。加
水置于功率 700 瓦的电炉上加温，并将其放在治疗床下，相距治疗洞
口（直径 25 厘米）20～50 厘米。患者卧于治疗床上接受蒸汽熏蒸，每
次 30 分钟，每日 1 次，6 次 1 个疗程。适于各型腰椎间盘突出症。

### 4.牵引疗法

●骨盆牵引。患者仰卧于治疗床上,床脚垫高 20°~30°,即头低脚高位。用骨盆固定带双侧悬挂重量进行牵引,每侧重量 7~10 千克,每日牵引 1~2 次,每次 1~2 小时。或俯卧于治疗床上进行牵引,同时配合手法推拿。孕妇、经期、高血压、心脏病及脊柱有先天畸形者禁用。

●头高脚低位自身重力牵引。患者仰卧于治疗床上,床头垫高 20°~30°,即头高脚低。用布制套环套在患者两腋下,并固定在床头两侧栏杆上,以患者自身重力为牵引力,每次牵引 1~2 小时,每日 3 次,每次牵引之间休息半小时。两周 1 个疗程。

●电动机械自动牵引。系特制的电动机械自动牵引治疗床,患者平卧在治疗床上,上身固定在床头,用骨盆固定带固定骨盆,以电动机械为牵引动力,并自动控制重力大小。一般采用短时间、大重力进行牵引。牵引结束后,患者仍须平卧休息 1~2 小时,才可起床。

在进行牵引或手法推拿等治疗后,不能即刻起床,而应卧床休息。在离床时,还须戴腰围保护,使疗效得以巩固。

### 5.预防调护

●注意自我保健。有些患者经治疗后,多在 3 个月之内复发。究其原因多为腰部突然做旋转、侧屈活动(如水壶在炉火上煮沸,急忙去提壶时),或腰部过劳、扭伤和着凉所致。然而,随着治愈后时间的延长,复发率逐渐下降。因此,在愈后 3 个月至半年之间,应特别注意避免各种诱发原因,懂得如何在工作、生活和睡眠中,注意避免各种好发因素,保持正确姿势,以防旧病复发。

●体育疗法。如打太极拳,练健身功,或坚持倒行,每日 2 次,每次 500~1 000 步。通过体育锻炼,增强背部肌肉的张力;调节机体内外平衡;改善局部血液循环,活血化瘀,促进病灶部的组织修复。

●腰背部肌肉锻炼。年轻的慢性腰背痛、腰肌劳损患者,应进行五点式、三点式、飞燕式等姿势的锻炼(图 10)。

常用的方法有:①仰卧位锻炼。仰卧位,双膝关节屈曲 90°,足蹬于床面,双肘关节屈曲,肘尖顶于床面,腰部尽量向上抬起,坚持 6 秒,恢复原位。以上动作每天由少到多渐进性练习 30~50 次。②俯

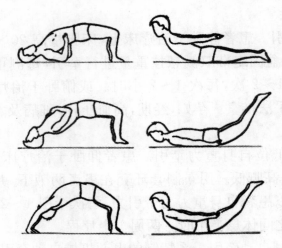

图 10　腰背部肌肉锻炼

卧位锻炼。俯卧位,头部及双上肢向后抬起 6 秒,然后恢复原位,继之双下肢伸直向后抬起 6 秒,然后恢复原位,最后头部、双上肢、双下肢同时向后抬起 6 秒。恢复原位休息 6 秒后再重复以上动作,每天做 30~50 次。或站立位做腰部前屈,后伸、侧弯及在双杠上悬吊前后摆腿练习等。③倒步走疗法。每天早晚倒步走 1 次,每次 150 步。

●治疗期间卧硬板床休息,须用宽皮带固定腰部,注意腰部保暖。

●腰椎间盘突出中央型,不宜进行推拿治疗。推拿治疗前要排除骨质病变。

## 腰椎椎管狭窄症

凡造成腰椎椎管、神经根通道及椎间孔隧道的变形或狭窄而引起马尾神经或神经根受压,并产生相应的临床症状者,称为腰椎椎管狭窄症,又称为腰椎椎管狭窄综合征。多见于中老年人,男性较女性多见,体力劳动者多见。

病因主要分为原发性和继发性两种,原发性多为先天性所致,继发性多为后天性所致。其中退行性变是主要发病原因,先天性发育原因较少见。

主要症状是长期腰痛、腿痛,间歇性跛行。腰痛仅表现为下腰及骶部痛,多于站立或行走过久时发生,若躺下、蹲下或骑自行车时疼痛多可自行消失。局部有明显酸胀痛感,无固定压痛点。常处于强迫屈曲位,后伸时因腰骶神经根受压使腰痛加剧。腿痛常累及两侧,亦可单侧或左右交替出现。间歇性跛行是本病的主要特征,80%以上的患者有间歇性跛行,常在行走和锻炼以后出现单侧或两下肢麻木、沉重、疼痛、无力,越走症状越严重,常被迫停下休息。下蹲后症状马上缓解,若继续行走则出现同样症状。病情严重者可引起尿急或排尿困难,两下肢不完全瘫痪,马鞍区麻木,肢体感觉减退及排便障碍。

腰椎椎管狭窄症其症状和体征的不一致是本病的特点之一。在患者伸腰运动或活动后立即检查,体征可明显些。有的表现类似腰椎间盘突出症,有脊柱腰段生理性前屈减弱或侧屈,但多较轻。直腿抬高试验阳性者少,常为两侧性或一侧轻一侧重,部分患者可出现下肢肌肉萎缩,以胫前肌和趾长伸肌最明显,小腿外侧痛觉减退或消失为常见,跟腱反射消失,膝反射无变化。如马尾神经受压,可出现马鞍区麻木、肛门括约肌松弛、无力或男性阳痿。

**1. 推拿按摩**

●患者俯卧位。术者立于患者一侧,在腰骶部采用掌根部按揉法,沿督脉、膀胱经向下,经臀部、大腿后部、腘窝部直至小腿后部上下往返 2～3 次;然后点按腰阳关、肾俞、大肠俞、次髎、环跳、承扶、殷门、委中、承山等穴。弹拨腰骶部两侧的竖脊肌及揉拿腰腿部。

●患者仰卧位。术者用掌揉法自大腿前、小腿外侧直至足背上下往返 2～3 次,再点按髀关、伏兔、血海、风市、阳陵泉、足三里、绝骨、解溪等穴,拿委中、昆仑。

●腰部按抖法。一助手握住患者腋下,一助手握住患者两踝部,两人对抗牵引。术者两手交叉叠在一起置于第四、第五腰椎处行按压抖动。一般要求抖动 20～30 次。

●直腿屈腰法。患者仰卧位或两腿伸直端坐于床上,两足朝向床头端。术者面对患者站立于床头一端,尽量用两大腿前侧抵住患者两足底部,然后以两手握住患者的两手或前臂,用力将患者拉向自己面前,再放松回到原位。一拉一松,迅速操作,重复 8~12 次,最后屈伸和搓动下肢,结束手法。

●蹬腿牵引法。患者仰卧位,术者立于患侧。以右下肢为例:术者一手托住患肢踝关节前方,另一手握住小腿后方,使髋、膝关节呈屈曲位,双手配合,使髋关节做被动的顺时针或逆时针方向的旋转活动,各 3~5 圈。然后嘱患者配合用力,迅速向上牵引患肢,操作 3~5 次。必要时依同法治疗另一侧。

**2. 固定治疗**

●急性期应卧床休息,一般 2~3 周。症状严重者可采用屈曲型石膏背心或支架固定,减少腰骶后伸。

●采用有效且患者能够耐受的牵引方法。每日 2 次,每次 15~30 分钟,1 个疗程 2~3 周。

**3. 贴敷熨灸**

附子尖、乌头尖各 8 克,干姜 3 克,麝香 5 粒,硇砂、雄黄、樟脑、丁香各 4 克。共为细末,蜂蜜调和,火上烘热,放手掌上熨摩腰部,而后贴腰上,外用棉布覆盖包扎。

**4. 预防调护**

●应采取侧卧姿势睡觉,使腰椎段后凸,借以增加椎管容量。

●病情缓解后应加强腰背肌及腹肌锻炼,还可练习行走、下坐、蹲空、侧卧外摆等动作以增强腿部肌力。

●有关知识,消除恐惧心理,增强康复的信心,积极配合治疗。

## 腰椎退行性滑脱

腰椎退行性滑脱是指腰椎自发性移位,又称腰椎假性滑脱,是因退行性骨关节病而造成一个椎体或数个椎体向前或向后移位。移位距离一般不超过椎体的 4/5,多发生于 45 岁以上的女性。主要表现为腰腿痛、下肢运动及感觉障碍,其病程可长达数年至数十年。

腰椎退行性滑脱好发于第五及第四腰椎椎体,腰椎滑脱的主要原因是由于椎间盘的退行性改变以及腰椎的关节突关节的退行性改变,均可导致关节突关节紊乱,周围韧带松弛,椎间隙不稳,小关节增生变大及软组织,黄韧带肥厚并向中线靠近,棘突根部变宽向椎管内突。椎板增厚变硬而不规则,椎板间隙变小,有时相互重叠呈瓦状改变。由于腰椎的滑脱使椎管扭曲,管径变小,黄韧带增生肥厚,造成椎管狭窄。再加上关节周围组织增厚和骨赘形成,卡压神经根,易造成腰部疼痛,并牵涉至臀、腿部,出现感觉障碍或肌肉无力,亦可能出现椎管狭窄压迫马尾神经的症状。

### 1. 手法治疗

●推理竖脊肌。患者俯卧位,两下肢伸直。术者用两手或鱼际肌自上而下反复推理椎旁竖脊肌,直至骶骨背面或股骨大转子附近,并用两拇指分别点按两侧志室穴和腰眼穴。

●拔伸牵引。患者俯卧位。助手拉住患者腋下,术者握住患者两踝,沿纵轴方向进行对抗牵引2～5分钟。

●腰部屈曲滚摇。患者仰卧位,两髋、膝屈曲。术者一手扶膝,一手持踝,使患者腰部滚摇数分钟。再将其膝部尽量贴近腹部,然后将两下肢用力牵拉伸直。

施术时,要刚柔相济,和缓轻快,稳妥适度,切忌强力按压以免扭伤腰部,造成严重损害。

### 2. 不倒翁锻炼法

腰椎退行性滑脱的锻炼方法是不倒翁式锻炼法:患者仰卧位于硬板床上,屈膝屈髋,双手抱于膝关节下方,这时脊椎已近成 C 形。然后抬起头颈部使上半身离开床面,骶尾部着床,用力使上身前屈,令臀部接触床面,再使头颈部后仰,上半身着床,骶尾部离开床面,像不倒翁一样来回往复滚动运动,每次做 10～20 个,每日数次(图 11)。开始时少做几个,以后循序渐进,逐渐增加锻炼时间和次数,总之,以

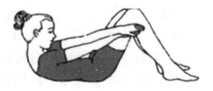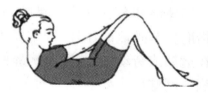

**图 11　不倒翁式自我锻炼**

身体能以耐受为度。此法简单易行,其原理是利用身体的重力作用于床面,利用身体向下的重力和床面的反作用力,使滑脱的椎体趋于复位。

### 3.固定治疗

选择制作合适的石膏背心或腰围,如在长时间坐车或行走时进行固定,以防止病情发展或症状加重,起到保护的作用。

### 4.牵引治疗

依据影像检查,针对患者进行牵引治疗,必要时在牵引下行手法复位。

### 5.定点锤正治疗

以第五腰椎向前滑脱为例:患者俯卧位,在第四腰椎前方垫一圆枕,用特制叩击锤于背部第三腰椎处向前轻轻叩击,利用椎体前后韧带的张力,以第四腰椎支点为中心所产生的平衡力,使滑脱的椎体逐渐复位。每日或隔日操作1次,直至复位为止。

### 6.预防调护

●卧床休息,减少腰部旋转、弯曲、下蹲、站起等活动,以减少对不稳定椎体段的剪切应力。

●减轻体重,节制饮食,通过锻炼或减少腹部堆积的脂肪,从而减少使腰前凸的拉力。

●循序渐进地进行腰背肌、腹肌的功能锻炼,可减轻骨质疏松、减慢退变进程。

●患者可能会精神紧张,应让其消除顾虑,主动配合治疗。

## 网球肘

网球肘亦名肱骨外上髁炎,由于前臂肌肉反复用力造成疼痛,主要指肘关节外侧的压痛,因常发生于网球运动员而得名。实际上,凡是在运动或劳动中,前臂及腕部使用机会过多,强度过大时均易发生此病。网球肘主要表现为肘关节持续疼痛,活动受影响,尤其是伸直肘关节或旋转前臂时症状更加厉害,有时疼痛还向前臂发散,影响工作和生活。严重时,做简单家务,如拧毛巾、扫地都会疼得不能进行。

### 1. 验方治疗

伸筋草 60 克,透骨草 60 克,五加皮 30 克,桑枝 30 克,艾叶 30 克,丹参 30 克,乳香 15 克,没药 15 克。加水 2 500 毫升,先用武火煎煮,至煮沸后改文火煎 25 分钟,端下后先熏洗患部,待水温稍降后,再行洗浴。每日 2 次,每次 30 分钟。洗后擦干患部,并行自我按摩。

### 2. 效验推拿

患者正坐。术者先用拇指在肱骨外上髁及前臂桡侧痛点处做弹拨、分筋法,然后一手由背侧握住腕部,另一手掌心顶托肘后部,拇指按压在肱桡关节处,握腕部之手使桡腕关节掌屈,并使肘关节做屈、伸的交替动作,同时另一手于肘关节由屈曲变伸直时在肘后部向前顶推,使肘关节过伸,肱桡关节间隙加大,如有粘连时,可撕开桡侧腕伸肌之粘连。

### 3. 蜡疗

(1)黄蜡疗法:

● 令患者取合适的体位,暴露出治疗部位。

● 用白面和成面泥,搓成直径 1～2 厘米的细长条,围在患处四周,面圈内撒上黄蜡屑或敷上黄蜡饼,圈外围橡皮垫或数重布,以防火热熏烤健康皮肤。

● 白面圈内黄蜡屑均匀布至 0.8～1.2 厘米厚,然后用铜勺盛炭火在蜡屑上面烘烤,使蜡熔化,随化随添蜡屑,至蜡与面圈平满为度。或在面圈内敷蜡饼,饼如铜钱样厚,上铺艾绒。用火柴将艾绒点着,使蜡熔化。

● 蜡冷后去掉,1 日 1 次或隔日 1 次。治疗期间忌房事。

(2)石蜡疗法:将加热到 55～65℃的液状石蜡,用毛刷蘸取迅速在治疗部位上均匀地涂擦几层薄蜡。薄蜡冷却后,凝结成紧缩的软蜡壳,形成导热低的保护层。保护层形成后,不要乱动,以免保护层破裂后,外面热蜡液进入蜡壳内烫伤皮肤。然后再在保护层外涂刷 0.5 厘米厚的石蜡壳,外面用蜡纸或油布盖好,再依次用床单和棉被包裹保温。每日或隔日治疗 1 次,每次治疗 30～60 分钟,20 次为 1 个疗程。

### 4. 预防调护

●注意患肢要多休息,避免过度活动,一般都可治愈。但是,巩固治疗效果还须减少肘关节活动,降低肘关节活动力度,尽量避免做前臂旋转和手掌强力背伸等活动。

●进行体育运动前要做好充分的准备活动,应注意避免突然的肘部过度活动。从事反复伸屈肘关节工作的中老年人,应注意劳逸结合,适度进行有针对性的锻炼。患者治愈后,仍要防止肘部吹风、着凉,避免过劳,以免复发。

●两足平立,肩肘放松,两手握拳,食指伸直,屈肘交臂于胸前。两臂用力向两侧弹出如砍物状,复又迅速收回交臂于胸前,掌心向上,斜外上方,迅速弹至展开,收回胸前,手心翻转朝下,迅速向两侧下方用力划出,收回胸前。换右弓箭步,上下交替,左右同姿,每侧做数次或十数次。

## 腱鞘囊肿

腱鞘囊肿是发生在关节或腱鞘内的囊性肿物,内含有无色透明或微呈白色、淡黄色的浓稠状黏液。古称腕筋结、腕筋瘤等,以青壮年和中年多见,女性多于男性。

本病多为劳损所致,形成囊肿的原因与关节囊、韧带、腱鞘中的结缔组织营养不良,发生退行性变有关。

腱鞘囊肿最常见于腕背部、腕舟骨及月骨关节的背侧、拇长伸肌腱及指伸肌腱之间,偶尔也见于足背、手指掌骨指屈肌腱处。腱鞘囊肿起势较快,增长缓慢,多无自觉疼痛,少数有局部胀痛。局部可见一个半球形隆起,肿物突出皮肤,表面光滑,皮色不变,触之有囊性感,与皮肤不相连,周围境界清楚,基底固定或推之可动,压痛轻微或无压痛。部分患者囊肿经长期的慢性炎症刺激囊壁肥厚变硬,甚至达到与坚硬如软骨相似的程度。

腘窝部也是腱鞘囊肿的好发部位,伸膝关节时可见如鸡蛋大的肿物,屈膝关节时则在深处,不易触摸清楚。

## 1. 药物治疗

囊壁已破，囊肿变小，局部仍较肥厚者，可搽茴香酒或展筋丹，亦可贴万应膏，服小金丸，使肿块进一步消散。

## 2. 手法治疗

对于发病时间短、囊壁较薄、囊性感明显者，可用按压法压破囊肿。以腕背侧腱鞘囊肿为例：患者坐位或卧位，助手一手固定患者手部，另手固定前臂下段，将患腕固定于掌屈位，使囊肿固定和高突便于挤压。术者一拇指压于囊肿上，另一拇指重叠于该拇指上以增加挤压力，二指同时用力挤囊肿，指下顿觉有压力消失感，说明囊壁已被挤破。术者接以拇指揉按捏破后的囊肿，以使囊内液体充分流出，散于皮下，逐渐减少或消失。嘱患者在术后3日内经常进行按揉，以助液体吸收。

## 3. 棒击治疗

对于囊壁肥厚变硬，甚至坚硬如石，用手法不能挤破者，可试用棒击法治疗。准备一小块3～5厘米厚木板，木棒或小锤一个。将患腕置于桌面上，掌面向下，腕下垫一小枕头，使腕呈掌屈位以显露突出囊肿。把木板放于囊肿上，以木棒或小锤猛击置于囊肿上之木板，囊肿立即可被击破。

## 4. 预防调护

治疗后3日要经常揉按囊肿部位，促进黏液吸收。

## 腕管综合征

腕管系指腕掌侧的掌横韧带与腕骨所构成的骨——韧带隧道。腕管中有正中神经、拇长屈肌腱和4个手指的指深屈肌腱、指浅屈肌腱。正中神经居于浅层，处于肌腱与腕横韧带之间（图12）。腕管综合征是由于正中神经在腕管中受压，而引起以手指麻痛乏力为主的一组症状。

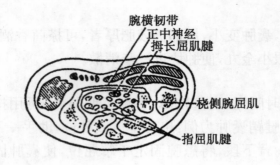

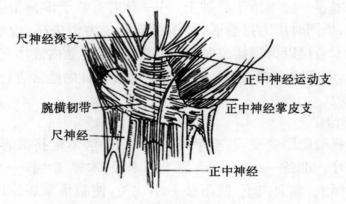

图 12　腕部和腕管的解剖

腕管综合征主要表现为正中神经受压后,引起腕以下正中神经支配区域内的感觉,运动功能障碍。患者桡侧 3 个半手指麻木,刺痛或烧灼样痛、肿胀感。患手握力减弱,拇指外展,对掌无力,握物端物时,偶有突然失手的情况。夜间、晨起或劳累后症状加重,活动或甩手后症状可减轻。寒冷季节患指可有发冷、紫绀等改变。病程长者大鱼际萎缩,患指感觉减退,出汗减少,皮肤干燥脱屑。

屈腕压迫试验,即掌屈腕关节同时压迫正中神经 1 分钟,患指症状明显加重者为阳性。叩击试验,即叩击腕横韧带之正中神经处,患指症状明显加重者为阳性。肌电图检查可见大鱼际出现神经变性,可协助诊断。

### 1.固定治疗

对于早期症状较轻的患者来说,休息是最重要的治疗手段。治疗初始要让手腕多休息,必要时可根据病情、病因,选用贴体的夹板或铝板将前臂与腕部固定于中立位,或用石膏夹板将手腕固定,使其伸直。如常用石膏托将腕关节固定于轻度背伸位1～2周,可通过外固定,使腕部充分休息,减轻症状。有些患者只须在晚间使用夹板,有些患者则需要整天使用,直到病情好转。

**2. 功能锻炼**

可行腕部屈伸及前臂旋转等运动,固定24小时后疼痛减轻。在有外固定情况下练习各指伸屈活动,3～5日后练习腕伸屈及前臂旋转活动,使肌肉及肌腱在固定物中运动,防止废用性萎缩及粘连。

**3. 效验推拿**

先在外关、阳溪、鱼际、合谷、劳宫及痛点等穴位处施以按压、揉摩手法,然后将患手在轻度拔伸下,缓缓旋转,屈伸腕关节数次。再左手握住腕上,右手拇、食指捏住患手拇、食、中、环指远节,向远心端迅速拔伸,以发生弹响为佳。以上手法可每日做一次,局部不宜过重过多施用手法,以减少已增加的腕管内压。

**4. 预防调护**

●操作电脑时坐姿要正确舒适。电脑屏幕的中心位置宜与操作者胸部在同一水平线上,最好使用高低可以调节的椅子。在操作过程中应经常眨眨眼睛或闭目休息一会儿,以调节和改善视力,预防视力减退。

●用腕部工作较多的人,当出现手部麻木、发胀等异常症状时,要注意休息,并经常用温水浸泡手腕。


## 膝关节半月板损伤

半月板是位于股骨髁与胫骨平台之间的纤维软骨,可分为内侧半月板和外侧半月板两部分,具有缓冲作用和稳定膝关节的功能。一般情况下,半月板是紧黏合在胫骨平台的关节面上,膝关节在运动的过程中是不移动的,只有在膝关节屈曲135°位时,关节做内旋或外旋运动,半月板才有轻微的移动,故在此位时容易造成半月板的损伤。

半月板损伤的临床表现是患者多有膝关节突然旋转,或跳跃落地的扭伤史,或有多次膝关节扭伤肿痛史。患者一般诉关节一侧痛或后方痛,位置较固定。股四头肌肌力减弱,膝关节控制乏力。上下楼梯时会发生突然伸直障碍,经别人或自己将患肢旋转摇晃后,突然弹响或弹跳,即可恢复。结合膝关节造影、膝关节 CT 或膝关节镜等检查可做出明确诊断。

1. 单偏验方

●损伤初期,关节肿痛较甚者,可局部外敷消瘀止痛药膏,或外用止痛消肿散早期局部外敷。大黄、白芷、栀子、乳香、没药、威灵仙、木瓜、怀牛膝、赤芍各适量为末,蜜调敷,3 日换药 1 次。

●损伤后期,伸筋草 15 克,透骨草 15 克,五加皮 12 克,三棱 12 克,莪术 12 克,海桐皮 12 克,牛膝 10 克,木瓜 10 克,红花 10 克,苏木 10 克。水煎汤熏洗患肢。

●食盐 500 克炒热炒干,加入姜丝 50 克,用棉布包好,热熨患部,有较好的效果。

●半月板损伤的早期,伤肢应休息、抬高、外敷中草药接骨散消除肿胀、疼痛。①赤小豆适量,研末,与鸡蛋清调和敷患处。每日 1 次。②栀子 30 克、大黄 45 克为末,鸡蛋清或蜂蜜调和,敷患部。2 日 1 次。

●小活络丹 100 粒,浸入 75％乙醇中,封储备用。施治时取药酒涂患处 2～3 毫米厚,每日 1～2 次。

●生大黄 30 克,五倍子 20 克,生栀子 30 克,白及 15 克,柑子叶 30 克,芙蓉花叶 30 克。取生姜适量,煎汁调上述诸药所研制的药粉,敷于患处,每日 1 次。

●鲜大蓟 120 克,黄栀子 120 克,黄酒适量。将大蓟和黄栀子放砂锅内加水 5 茶碗,煎开后再对入黄酒,稍煎 1 分钟,过滤,用新毛巾 2 条轮流湿敷患处,每次 20 分钟左右,每日 1～2 次。

●花椒、醋、艾炷各适量。花椒研末备用,施治时取适量用醋调成厚 1 厘米比患处范围稍大的药饼,置于最明显痛点,上置艾炷施灸,约 10 分钟患者感痛去艾火,隔数分钟续灸,觉痛再去,反复数次。

●用热淡盐水泡患部,浸泡 20 分钟,症状减轻后尽早活动,锻炼股四头肌,恢复膝关节功能。

●中医传统膏药外贴安全,无不良作用是理想的治疗办法。外敷膏药舒筋活血,消肿止痛,活血散瘀,祛风散寒对关节软骨、韧带、肌腱具有极强的营养修复功能,局部渗透力强,药物分子经皮肤吸收参与血液循环,直达病处,并通过皮肤传导至经络、筋骨,激发机体的调节功能,促进功能恢复而达到快速治愈目的。

●将石蜡熔化倒入盘内,制成 2~3 厘米厚的药饼,冷却到 50℃左右时,敷贴于患处。每次治疗 30~60 分钟,每日 1 次。

2. **效验推拿**

急性损伤期,可做一次被动的伸屈活动。患者仰卧,放松患肢。术者左拇指按摩痛点,右手握踝部,徐徐屈曲膝关节并内外旋转小腿,然后伸直患膝,可使局部疼痛减轻。慢性损伤期,每日或隔日做一次局部推拿,先用拇指按压关节边缘的痛点,然后在痛点周围做推揉拿捏,促进局部气血流通,使疼痛减轻。

3. **预防调护**

●早期诊断处理及时,没有较大的血肿,症状不严重,如无膝关节"卡"、"交锁"的现象,股四头肌无萎缩现象,中老年人患者或根据 MRI 判断不用手术的,可以不手术。这部分人中有些人能像正常人一样参加体育运动,但也要在一年半至两年以后。

●除了注意运动姿势和运动的强度外,要注意运动保护,如佩戴运动护具防止运动中的意外损伤。

●日常生活中,凡事要有预见意外发生的可能性,充分利用身边的工具帮助降低意外造成的半月板损伤风险。如上下公车或上下楼的时候,不要过于匆忙,可借助扶手帮助稳定身体再迈步走,有职业习惯的人,最好每隔一段时间变换劳作的姿势,稍事休息。

## 踝关节扭伤

踝关节扭伤是最易发生的关节软组织损伤。踝关节处于跖屈位(如下楼梯或下坡)时,下韧带松弛,关节不稳定,容易发生扭伤。踝关节扭伤后,关节内侧或外侧疼痛、肿胀、瘀血,着地行走困难甚至不能行走,受伤侧有明显压痛。临床一般以外踝扭伤多见。

**1. 应急处理**

扭伤后立即用毛巾浸湿冷水敷在痛处,或直接用冷水冲洗,浸泡 3 分钟。若受伤踝关节内翻或外翻时同侧疼痛加剧,则仰卧,患肢伸直,他人一手托住其足后跟,另一手则握拳沿小腿纵向轻轻叩击足跟底部,若疼痛剧烈就可考虑是骨折,应立即送医院诊治。

**2. 固定治疗**

损伤 24 小时内应限制活动,伤后立即冰块冷敷,加压包扎固定。踝内翻扭伤则采用踝外翻包扎,外旋扭伤则中立位包扎(图 13)。如韧带完全断裂则用胶布或者石膏托固定 6 周。早期注意抬高患足以利于消肿。

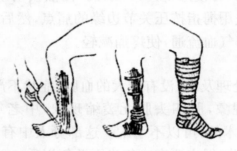

**图 13  踝关节扭伤的固定包扎**

**3. 效验推拿**

●仰卧,用拇指按揉患侧的足三里、解溪、太冲穴,力量由轻到重,按揉出强烈的酸胀痛感,并各自保持半分钟。

●俯卧,用拿跟腱法从上往下反复操作 5 遍。拿捏时要有力,移动则宜缓慢。

●仰卧,患肢伸直。术者一手扳住其足背,另一手握住足后跟,然后持续用力做拔伸牵引 2 分钟。

●仰卧,患肢伸直。术者一手托住足后跟,另一手握住足尖,然后做顺时针、逆时针的环旋摇动各 25～30 次。再使整个足掌做内翻、外翻、背屈、掌屈、左右摆动各 15～20 次。注意做以上被动运动时,速度宜稍慢。

●俯卧,在患侧小腿后侧用拿法轻快地由膝至足跟反复操作 5～10 遍。

●恢复期或陈旧性踝关节扭伤者,手法宜重。特别是血肿机化、产生粘连、踝关节功能受限的患者,则可施以牵引摇摆、摇晃屈伸等法,以解除粘连,恢复其功能。

### 4.贴敷熨灸

●早期可外用大黄 30 克,白芷 20 克,栀子 20 克,乳香 10 克,没药 10 克。共为细末,蜂蜜调敷患处,3 日换药 1 次。或用伤痛膏,每日 1 贴。中后期用中药外洗药熏洗,3 日 1 剂。

●大葱适量捣烂,炒热后敷贴患处,凉则换,每次 20～40 分钟,每日 1～2 次,3～5 次为 1 个疗程。

●乳香、没药、儿茶、自然铜、血竭、黄柏、红花各等量,研末调成膏,取适量置于小铝纸片上(可用香烟壳内的铝纸),贴于患肢的中封、丘墟及阿是穴等,每次灸治 15～20 分钟,每日 2 次,10 次为 1 个疗程。

### 5.熏蒸蜡疗

●松木锯末 500 克,陈醋 500 毫升,加水 400 毫升水,煮沸后,将患足置于药盆上,约距 20 厘米,再覆盖上宽大毛巾,蒸熏 20～40 分钟,每日 1～2 次。5～7 次为 1 个疗程。

●将石蜡制成约 50℃的温热药饼,敷贴于患处。每日 1 次,3～5 次为 1 个疗程。

### 6.预防调护

●受伤 2 小时内不宜在受伤局部施行手法,且不能进行热敷。应即时休息。尽量避免着地行走,患者自己可适当轻缓地活动踝关节。

●手法治疗后最好敷以活血化瘀药物,或者用白酒喷洒患处后稍做揉动。

●初次扭伤后一定要治愈后再活动,以防转为慢性或踝周围韧带松弛,造成反复扭伤。

●注意预防,行走及运动时尽量小心,不穿细高鞋跟的鞋。

> 跟痛症

广义的跟痛症是足跟部周围疼痛疾病的总称,包括足跟部的多种伤病,好发于 40～60 岁的中老年人。中医认为本病的发生与长期慢性劳损,瘀血凝滞,风寒湿侵袭,经络闭阻,肾气虚损,骨失所养等密切相关。

俗话说的足跟痛就是狭义的跟痛症,其特点是清晨下地的第一步,足跟部特别疼痛。有的活动几分钟后,疼痛反而消失,当坐下来休息一段时间,再次站立时又会出现疼痛。这种情况有时可以自然消失,不治自愈,但是,有的可以持续数月至数年不等。

足的纵弓是由跟、距、舟骨及第一楔骨和第一跖骨组成,而维持纵弓的足底腱膜,起自跟骨结节,向前伸展沿跖骨底面附着于 5 个足趾的脂肪垫上(图 14),再止于跖骨骨膜上。它们的关系有如弓与弦,在正常步态中要承受跖趾关节背屈、趾短屈肌收缩、体重下压之力,且均将集中于跟骨结节上。当由于机体素质的下降,长期慢性的劳损以及持久的站立、行走的刺激,均可发生跟骨周围的疼痛疾病。

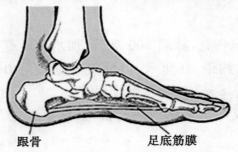

跟骨　　　　　　　　足底筋膜

图 14　足底跖腱膜炎

**1. 单偏验方**

●内服当归鸡血藤汤,养血舒筋,温经止痛。内服六味地黄丸,金匮肾气丸,滋补肝肾,强筋壮骨。

●早期外敷定痛膏,中后期外敷狗皮膏、伤湿止痛膏,并可配合海桐皮汤外洗。

●偏于风寒者,可选用骨科外洗二方以活血通络,祛风止痛。偏于热痹者或劳损瘀血型可用骨科外洗一方、八仙逍遥汤、海桐皮汤以活血通络,舒筋止痛。水煎,每日热敷熏洗患足。洗时尽量做踝部背伸、跖屈等动作。平时可用活血酒外擦患处,每日 3～5 次。外用药膏可选损伤风湿膏外敷,以祛风湿,行气血,消肿痛。

●当归 20 克,川芎 15 克,乳香 15 克,栀子 15 克,研末,撒入纱布间缝制成合适的鞋垫数只,1日一只鞋垫,交替使用,30日为1个疗程。

●取砖一块置火上烧红后,用火钳夹下放于地面,取陈醋半碗,浇于砖上,顿时白雾升起,将足于砖上蒸腾,稍后待温度稍降,足跟放于砖上热熨。主治各型跟骨骨刺。

●苍耳子2 500克,急性子2 500克,木瓜1 000克,透骨草1 000克,白鲜皮1 000克,穿山甲1 000克,苦参500克,研成细末,取适量与凡士林、老陈醋调成糊状外敷患处,每日2次,15次为1个疗程。主治各型足跟骨刺。

●米醋1 000克,将米醋适当加热后渍患足,每次1小时,每日1次,15~20次为1个疗程。主治跟骨骨刺。

●鲜生姜、艾绒各适量。鲜生姜切成0.5~1厘米厚的片,中间以细针刺数孔,将艾炷放在姜片上置于患处施灸。施灸1壮用姜1片,1次施灸7~10壮,每日1次,15次为1个疗程。主治各型足跟骨刺。

●川乌30克,草乌30克,独活30克,红花20克,当归尾20克,桃仁30克,生大黄20克,白芥子50克,威灵仙30克,细辛20克,樟脑30克,研细末,取适量以醋调,摊于纱布上,用患足跟部踩擦压摩,每次10分钟左右,1日数次,30日为1个疗程。适应于各型足跟骨刺。

**2. 手法治疗**

(1)一般手法:

●患者俯卧位,两腿伸直。术者用拇指按揉承山、太溪及昆仑等穴,然后使患者足跟向上,在压痛点用拇指施屈指点法或弹拨法,以松解其痉挛和分离其粘连的软组织,最后用掌揉法加速局部血液循环。

●患者仰卧位,术者用推法或按揉膝关节外侧至外踝,再用拇指按揉三阴交、照海、中封、申脉、解溪等穴,每穴1分钟。

●患者仰卧位,术者一手握跟骨处,另一手握足趾,分别向内或向外旋转踝关节,反复操作数次。

(2)经验手法:跟腱滑囊炎者,俯卧,患膝屈曲90°,足底向上。术者一手拿住患足做背屈固定,使跟腱紧张,用另一手的小鱼际部,对准滑囊部用力劈,以达促进局部血循环,消肿止痛的目的,或击破滑囊,使液体消散吸收。跟腱止点撕裂伤、足跟腱膜炎、跟下滑囊炎、跟骨下脂肪垫炎者,术者可用拇指在足跟部痛点处及周围做揉捻,以促进局部气血流通,活血止痛。

（3）揉按锤击法:适用于跟骨骨刺或跖腱膜炎所致的足跟底部明显疼痛者。准备木质捣蒜锤1个,小铁锤1个。患者俯卧位,屈膝,术者一手握跟骨处,先以拇指触压患者足底确定足跟痛点中心部位,并以标记笔做出标记,用拇指先轻后重揉按此处3～4分钟。然后一手扶足前部,另手握捣蒜锤对准足跟最疼处用力揉按推压3～4分钟,此时患者会叫喊疼痛,应忍耐配合,再在疼点周围用同法进行3～5分钟。最后将捣蒜锤对准疼点,并以小铁锤用力敲击8～10下,再锤击疼点周围数下。一般1次即可治愈或使疼痛明显减轻。

**3.固定治疗**

活动过多、慢性劳损是造成跟痛症的主要原因,所以跟痛症在确诊后,应休息,减少活动,在症状消失后再开始活动锻炼。跟骨骨骺炎症状较重者,可用石膏托固定2～4周,去石膏后再配合其他治疗。

**4.预防调护**

●平时穿鞋应宽松,以减少足跟部的挤压、摩擦。尽量避免穿戴一些软的薄底布鞋。

●在足跟部应用厚软垫保护,也可以应用中空的跟痛垫,以减轻局部摩擦、损伤。跟痛位于跟骨下方者,可在鞋内垫海绵垫以减轻挤压。

●经常做脚底蹬踏动作,增强跖腱膜的张力,加强其抗劳损的能力,减轻局部炎症。

●长时间跑跳、站立、步行后,睡前用热水泡足,以增加局部血循环。温水泡脚,可以减轻局部炎症,缓解疼痛。有条件时辅以理疗。

●急性期应注意休息,减少活动。给以中药药浴:鸡血藤30克,丹参30克,木瓜15克,牛膝15克,川乌12克,草乌12克,川芎12克。煎沸后,续煎25分钟,置浴盆内浴脚。浴后擦干皮肤,勿吹风着凉。